普通高等医学院校基础医学实验规划教材

供临床医学、护理学、针灸推拿学、医学影像技术、医学检验技术等专业用

医学形态实验学教程

——病理学

主　编　杨梅松竹　　王小莉

副主编　陈金华　　　石　莺

参　编　姚元春　　　龚兴牡

西南交通大学出版社

·成　都·

图书在版编目（CIP）数据

医学形态实验学教程.病理学／杨梅松竹，王小莉
主编. —成都：西南交通大学出版社，2015.8（2024.7 重印）
普通高等医学院校基础医学实验规划教材
ISBN 978-7-5643-3647-9

Ⅰ. ①医… Ⅱ. ①杨… ②王… Ⅲ. ①人体形态学 –
实验 – 高等学校 – 教材②病理学 – 实验 – 高等学校　教材
Ⅳ. ①R32-33②R36-33

中国版本图书馆 CIP 数据核字（2015）第 158508 号

普通高等医学院校基础医学实验规划教材

医学形态实验学教程
　　　　——病理学

主编　杨梅松竹　　王小莉

责 任 编 辑	罗在伟	
封 面 设 计	何东琳设计工作室	
出 版 发 行	西南交通大学出版社 （四川省成都市金牛区二环路北一段 111 号 西南交通大学创新大厦 21 楼）	
发 行 部 电 话	028-87600564　　028-87600533	
邮 政 编 码	610031	
网　　　　址	http://www.xnjdcbs.com	
印　　　　刷	四川煤田地质制图印务有限责任公司	
成 品 尺 寸	185 mm×260 mm	
印　　　　张	11.25	
插　　　　页	1	
字　　　　数	298 千	
版　　　　次	2015 年 8 月第 1 版	
印　　　　次	2024 年 7 月第 4 次	
书　　　　号	ISBN 978-7-5643-3647-9	
定　　　　价	38.00 元	

前　言

　　病理学主要是用形态学方法研究疾病的一门学科,形态学观察是学习病理学的基本途径。病理学实验课是病理学教学过程中的一个重要组成部分,既与病理学理论教学有紧密联系、相辅相成,又具有相对的独立性。由于组织器官病变类型繁多,尤其是镜下改变更是多样,对初涉病理学的医学生来说,困难颇多,因此我们编写了这本《医学形态实验学教程——病理学》分册。

　　全书共十七章,涉及病理学总论、各论、设计性实验、病理学常用技术等实验内容。实验内容本着简便、实用的原则,在文字编写方面,语言精练,重点突出,同时插入大量图片,以利于学生对比观察,加深印象,提高实习效果。此外本实验教程每章均设有重点内容、病例讨论、思考题及常用中英文名词对照,旨在培养学生独立思考,分析问题和解决问题的能力,使学生能够把病理学理论知识与病变组织的形态变化有机地结合起来,以系统掌握病理学的基本知识。

　　本书主要为临床医学、护理学、针灸推拿学、医学影像技术、医学检验技术等专业的本专科学生编写,所撰写的内容是以各器官不同疾病的基本病变为依据,大体标本和病理切片均来源于我校医学形态学实验室。学生在使用本书时,不能死记硬背,应根据自己所观察的标本、切片的形态特征加以描述、分析和归纳,从而培养自己独立进行病理诊断的能力,才能学好病理学,为以后临床课程的学习打下坚实的基础。

　　由于编者的水平有限,不妥和疏漏之处恳请广大读者批评指正。

编　者

2015 年 3 月

于吉首大学医学院

目　　录

绪　论

一、病理学实习的目的与要求

（一）实习目的

病理学是一门形态学科，其实习课的目的是通过形态学观察认识各种疾病的病变，并理解疾病的发生和发展规律。使观察标本得到的感性认识和课堂听讲得到的理论知识联系起来，既使理论知识得到进一步理解和巩固，也在认识某些常见病的典型病变后有利于将来的临床实践，使学生能够更好地理解和掌握理论课讲过的病理学基本知识。训练学生必备的科学技能和作风，培养学生综合分析问题和解决问题的能力。

（二）实习要求

（1）学生在实习时，对各个标本要按照一定的顺序，全面细致地进行观察，并准确简要地加以描写和绘图，逐步熟练掌握病理形态学的观察、描述及诊断方法。

（2）熟练掌握显微镜使用技能。

（3）根据标本实际存在的各种病理现象，联系理论进行比较、分析和综合，从而得出切合实际的结论，加深对教学内容的理解、巩固和掌握，培养科学的思维方法。

（三）实验课的内容安排

（1）大体标本及组织切片的观察。

（2）典型病例临床病理讨论。

（3）电视录像、视频及计算机多媒体示教。

（4）参观尸体剖检。

二、大体标本及显微镜标本的观察方法和步骤

病理学实习的内容与理论课内容基本相同，在实习前必须预习实习指导，明确每次实习的目的及要求，并复习与该次实习有关的课堂理论，以及相关解剖学、组织学、微生物学等知识。实习过程中必须熟练掌握和运用观察大体标本及玻片标本的方法，才能取得好的效果。

1. 大体标本的观察方法和步骤

（1）先观察标本是哪个脏器或属于脏器的哪个部分，如肺的上叶或下叶。若标本是从病人身体病变部位手术切除的（如切除的肿瘤标本），见不到完整的或部分的正常脏器，则要查明标本是取自哪一器官或哪一组织。

（2）观察标本脏器的体积（大小）、重量。注意实质器官如肝、肾、脾是肿大或缩小，有腔脏器如心、胃、肠的内腔是扩大或缩小，腔壁是变薄或增厚，腔中有何内容物等。

（3）观察器官的形状，注意有无变形。

（4）观察脏器的表面及切面（如为有腔脏器还应注意腔内表面有何改变），注意下列变化：

① 颜色：暗红、苍白、淡黄、棕黄、灰色、黑色、绿色等，必须注意标本是天然颜色保存或福尔马林液固定。

② 光滑度：平滑或粗糙。

③ 湿润度：湿润或干燥。

④ 透明度：正常脏器包膜（浆膜）菲薄而半透明，病变时可增厚或变混浊。

⑤ 硬度：变硬或变软，韧实或松脆。

（5）病灶（脏器中的病变部分或局限性病变）的观察及描述：

① 分布及位置：在器官或肢体的哪一部分。

② 数目：弥漫性或局限性，单个或多个。

③ 大小：体积以长（cm）×宽（cm）×厚（cm）表示，也可以用实物大小来形容，如针帽大、粟粒大、芝麻大、绿豆大、黄豆大、花生米大、龙眼大、鸡蛋大、成人拳头大、儿头大等。

④ 形状：囊状或实心、乳头状、菜花状、息肉状、蕈状、结节状、溃疡等。

⑤ 颜色：红色表示病灶内含血液（若为福尔马林固定，则变为黑色）；黄色表示含有脂肪或类脂；绿色或黄绿色表示含有胆汁；黑褐色表示含有黑色或褐色色素。

⑥ 与周围组织的关系：界限明显或模糊，有否压迫或破坏周围组织等。

（6）标本的诊断：通过病变的观察、分析、综合、鉴别之后做出诊断。诊断的写法一般是：器官名称＋病理变化，如肝淤血、肾萎缩等。

2. 显微镜标本（切片标本）的观察方法和步骤

切片标本最常采用苏木素-伊红（Hematoxylin-Eosin）染色。采用普通光学显微镜观察时，细胞核染成紫蓝色，细胞质和胶原纤维染成粉红色，红细胞呈橙红色。有的标本采用特殊染色。

（1）先用肉眼或倒转的接目镜观察，初步了解整个切片的情况，并发现病灶的所在部位

（分布、形状等）。

（2）低倍镜观察：将玻片放在载物台上（注意盖玻片要向上，不要放反，否则高倍镜不易对准焦距，并容易将玻片压坏），观察时上下、左右移动推进器，全面细致地观察，以确定切片是何种组织，病变发生在哪一部位，以及病变与正常组织的关系等。

（3）高倍镜观察：高倍镜一般用来观察细胞的形态及一些细微的成分。但必须注意，高倍镜是在低倍镜已经观察到病变全貌后再使用的。因此一定要先用低倍镜找到要观察的成分后，固定于视野的中央，然后再转用高倍镜。低倍镜与高倍镜应轮换使用。

（4）镜检时应按组织学层次和结构进行观察，并注意病变位于何处，以何处最为突出。

（5）诊断：器官名称＋病理变化。

在实习观察大体标本和玻片标本时，必须将二者密切结合，二者并重，同时还应注意到标本的来源和病史，注意密切联系理论知识，这样才能对疾病有一个发展的和全面的认识。

三、观察大体标本和组织切片的注意事项

（1）动与静的联系：把片段的、静止的标本与该病变在人体内动态的发生、发展的过程联系起来，加深对理论的认识。

（2）宏观与微观的联系：从大体标本的病变出发联系到切片中会出现什么改变，或从切片标本出发联系到大体标本会出现什么病变，从宏观到微观或从微观到宏观更扎实地掌握病变。

（3）形态与功能的联系：从标本的病变出发主动联系到该患者会出现哪些功能障碍，临床有哪些表现，提高分析问题的能力。

（4）各病变间的联系：有两种以上病变的标本，应分析判断各种病变间有无联系，是同一病理过程的病变组合，还是互无关系的不同疾病。

（5）观察标本要细致、全面，分析、推理要有科学的根据，实事求是，才能做出正确的判断。

（6）课前应预习相关的病理学理论、解剖学、组织学及微生物学等知识。

四、实习报告的要求

（1）实习报告包括对某些指定标本的描述、绘图、诊断及问题的解答。书写实习报告，可培养严格的科学态度和认真准确记录科学结果的作风，故必须严格执行，实习结束后交给老师批阅。

（2）实习报告字体要求整洁，文字力求简练精确，不能马虎草率，绘图要求准确和整洁，要能表达病变的重点（注意所画成分的大小比例必须恰当），但不必特别工笔，以免费时。

（3）实习前必须先复习有关理论及与实习标本有关的正常解剖学和组织学知识。每人应备有实习作业本和彩色铅笔等绘图工具。

五、实验室守则

（1）遵守学习纪律，准时到达实验室。

（2）专心实习，保持室内安静、整洁，不得随地吐痰、乱丢纸屑。

（3）爱护公物，显微镜应小心使用和保管。大体标本和玻片均来自人体（病人或尸体），极难采集，必须自觉爱惜。观察大体标本时，绝对禁止倾斜和振摇标本瓶。实习结束时，须注意检查切片标本（切勿遗忘在显微镜载物台上或夹在书本里），确保无误后如数交还。标本和切片如有损坏应立即报告，按价酌情赔偿。

（4）严格遵守医学形态学实验室的所有规章制度。室内各种电教设施不能随便调整；学生未经允许不得使用教师专用电教设备，严禁对电脑和网络设置进行任何更改。

（5）实习完毕，将显微镜及标本整理后，由值日同学打扫实验室及走廊卫生，关好水电及窗户，锁好室门，方可离开。

六、实习报告书写格式示范

（1）题目：章节名称（如：第一章 细胞、组织的适应和损伤）。

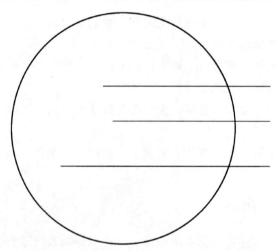

HE×100（注：低倍镜为×100，高倍镜为×400）

（2）诊断：

（3）描述：

七、切片绘图与描述的原则与方法

（1）绘图用红蓝铅笔，绘制视野及标识线用黑色铅笔。视野（$\phi = 7 \sim 8$ cm）用圆规绘制，标识线用直尺绘制。标识线起端指于病变部位，末端标注病变名称，标注线保持水平、相互平行、末端上下对齐。标注文字用铅笔书写，尽量置于图右。标注文字应力求简练、准确。放大倍数：低倍镜为×100，高倍镜为×400。诊断为：器官+病变。是否描述，依据作业要求进行。

（2）切片的绘图要求"逼真"与"抽象"相结合。"逼真"指所绘内容必须是切片中存在的，符合实际变化。描绘时要突出病变的组织细胞形态结构特征，注意其大小比例和颜色变化，要求有牢固的组织形态学基础知识，并熟练地联系、理解和掌握病理学理论知识。"抽象"则要求把整张切片的病理变化进行综合，集中画在一起。下笔前须按照切片标本观察的方法及步骤，全面、详细地观察整张切片，做到胸有成竹，一气呵成，突出病变特征，切忌看一眼画一笔或过分工笔。

（3）切片的描述要求"科学性"与"逻辑性"统一。"科学性"指所描述的内容要符合观察到的病变特征，并以有条理的、精炼的、符合病理学专业术语要求的文笔进行描述，切忌照搬书本而不加以组织与提炼。"逻辑性"指将所观察到的病变特征，按其组织学层次或病变特点的主次顺序组织起来，做到既全面又突出重点，切忌主次不分、内容杂乱无章、毫无条理。

八、常用词汇

pathology	病理学
pathological anatomy	病理解剖学
pathophysiology	病理生理学
etiology	病因
pathogenesis	发病机制
pathological change	病理变化
autopsy	尸体解剖
biopsy	活体组织检查
clinical pathological conference, CPC	临床病理讨论会
organ pathology	器官病理学
cyto pathology	细胞病理学
ultrastructural pathology	超微结构病理学
molecular pathology	分子病理学
Immuno pathology	免疫病理学
genetic pathology	遗传病理学

第一章

细胞、组织的适应与损伤

一、目的要求

（1）掌握萎缩、肥大、增生、化生的概念。

（2）熟悉萎缩、肥大、化生的形态特征。

（3）掌握常见可逆性损伤的概念、好发部位、形态特征。

（4）掌握坏死的基本病变、类型及其形态特征。

（5）熟悉各种可逆性损伤、坏死的相互关系及其后果。

【重点内容】

1. 适 应

细胞和由其构成的组织、器官对于内、外环境中的持续性刺激和各种有害因子而产生的非损伤性应答反应称为适应。适应包括肥大、萎缩、增生、化生 4 种。（1）萎缩：已发育正常的细胞、组织或器官的体积缩小，称为萎缩。其本质是该组织、器官的实质细胞体积缩小或数量减少。萎缩可分为生理性萎缩和病理性萎缩两种。（2）肥大：由于功能增加，合成代谢旺盛，使细胞、组织或器官体积增大，称为肥大。组织和器官的肥大通常因实质细胞体积增大。肥大的组织或器官的功能常有相应的增强，具有代偿意义。（3）增生：细胞有丝分裂活跃而致组织或器官内细胞数目增多的现象，称为增生。增生可分为生理性增生和病理性增生两种，也可分为代偿性增生和内分泌性增生两种。（4）化生：一种分化成熟的细胞类型被另一种分化成熟的细胞类型所取代的过程，称为化生。化生通常只发生于同源性细胞之间。增生与肥大的关系：细胞分裂增殖能力活跃的组织器官，其肥大可以是细胞体积增大（肥大）和细胞数目增多（增生）的共同结果。细胞分裂增殖能力较低的组织器官的肥大仅因细胞肥大所致。

2. 可逆性损伤

可逆性损伤是在致病因素作用下，活体组织由于细胞代谢障碍所引起的一类形态变化，同时伴有功能障碍，表现为细胞或间质出现一些异常物质或正常物质数量的明显增多。常见的类型有：（1）水变性：表现为细胞内水分增多，故又称细胞水肿。其实质是由于细胞内线粒体和内质网扩张及囊泡形成，在胞浆内出现密集红染颗粒。（2）脂肪变性是指非脂肪细胞的胞浆内出现脂滴或脂滴增多。轻度脂变时，在胞浆内出现小圆形脂滴，分布于核的周围。脂变严重时，小脂滴融合成大脂滴，将细胞核挤向一边，形态上类似脂肪细胞。（3）玻璃样变性，又称透明变性，指细胞质、血管壁或组织间质出现均质红染的均质状物质。其中包括血管壁玻璃样变性、结缔组织玻璃样变性、细胞内玻璃样变性三种。（4）纤维蛋白样变性，指结缔组织或血管壁内出现灶状、嗜酸性、纤维蛋白样物质。主要见于变态反应性疾病，如风湿病、结节性动脉周围炎、类风湿性关节炎及全身性红斑狼疮等。

3. 坏 死

指机体局部组织、细胞的死亡，代谢停止、功能完全丧失。细胞核的改变是细胞坏死的主要标志，表现为核固缩、核碎裂、核溶解三个过程。坏死的类型包括：

（1）凝固性坏死：坏死组织由于水分丧失变干，变为灰黄、干燥的凝固体，主要见于心、肾、脾等处的缺血性坏死（梗死）。

（2）干酪样坏死：是一种由结核杆菌引起的特殊的凝固性坏死。

（3）液化性坏死：凡坏死组织表现为液体状态者统称为液化性坏死，如脑软化、胰腺坏死、脓肿等。

（4）脂肪坏死：液化性坏死的一种特殊类型。

（5）纤维素样坏死：发生于结缔组织与血管壁，是变态反应性结缔组织病和急进性高血压病的特征性病变镜下坏死组织呈细丝、颗粒状红染的纤维素样，聚集成团。

（6）坏疽：指大块组织坏死合并腐败菌感染，包括干性坏疽、湿性坏疽、气性坏疽 3 种类型。

二、实习内容

大体标本		切片标本	
★AAI01	脑萎缩	AAI01	肾小管上皮细胞水肿
★AAI02	肾萎缩	AAI02	肝脂肪变性
★AAI03	子宫萎缩	AAI03	脾小动脉玻璃样变性
★AAI04	前列腺增生	AAI04	脾凝固性坏死
★AAI05	肾水肿	AAI05	淋巴结干酪样坏死
★AAI06	肝水肿		
★AAI07	肝脂变		
★AAI08	脾被膜玻璃样变		

（一）大体标本

★AAI01 脑萎缩

病历摘要：男性，75岁，自50岁以后记忆力减退，反应迟钝，爱发脾气，脑电图示：大脑供血不足。

观察要点：脑体积缩小，重量减轻，脑回变窄，脑沟变宽变深。

诊断：脑营养不良性萎缩。

★AAI02 肾萎缩

病历摘要：男性，52岁，右下腹肿块5年，B超示右输尿管结石，右肾积水，行肾脏切除术。

观察要点：肾脏体积明显增大，切面见肾盂、肾盏明显扩张，肾实质变薄，皮质、髓质分界不清。

诊断：肾压迫性萎缩。

★AAI03 子宫萎缩

病历摘要：女性，80岁，上厕所时突然昏倒，尸检见左侧内囊出血，子宫改变。

观察要点：子宫体积缩小，重量减轻，切面子宫肌层变薄，内膜变薄。

诊断：子宫生理性萎缩。

★AAI04 前列腺增生

病历摘要：男性，60岁，尿线无力，尿不尽，尿潴留2年。

观察要点：前列腺体积增大，质地变硬，表面凹凸不平。

诊断：前列腺增生。

★AAI05 肾水肿

病历摘要：不详。

观察要点：肾体积增大，包膜紧张，颜色苍白、浑浊。

诊断：肾水肿。

★AAI06 肝水肿

病历摘要：男，16岁，尸检结果为败血症。

观察要点：肝脏体积增大，包膜紧张，表面光滑，边缘外翻，颜色灰暗。

诊断：肝水肿。

★AAI07 肝脂变

病历摘要：男，2岁，长期发热，咳嗽，临床诊断为原发性肺结核。

观察要点：肝表面平滑，包膜紧张，边缘外翻；表面及切面颜色变黄，切面肝实质高出于间质；标本可浮于液面。

诊断：肝脂肪变性。

病历摘要： 女性，65 岁，患风湿性心脏病 23 年。多次因心悸、气喘、心衰住院。

观察要点： 脾被膜局部明显增厚，表面粗糙，切面灰白，半透明，均匀致密，质坚硬，状如磨砂玻璃。

诊断： 脾被膜玻璃样变。

（二）切片标本

AAI01 肾小管上皮细胞水肿（图 1.1）

观察要点：

（1）低倍镜见近曲小管上皮细胞肿胀，染成深粉红色，肾小球和其他曲管无变化。

（2）高倍镜选一近曲小管仔细观察，近曲小管上皮细胞肿胀变大变圆，突入管腔。致管腔变狭小，呈星芒状。细胞腔侧缘不甚清楚。上皮细胞之间边界不清，细胞质内充满淡红色细颗粒物质。

诊断： 肾小管上皮细胞水肿。

思考题： 根据本片显微镜下所见，该病人的肾脏肉眼有何变化？

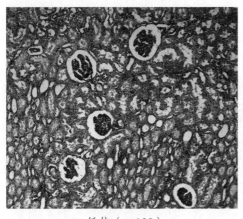 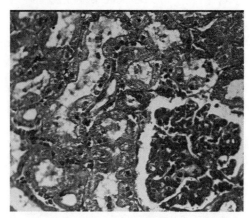

低倍（×100）　　　　　　　　　高倍（×400）

图 1.1

AAI02 肝脂肪变性（图 1.2）

观察要点：

（1）低倍：① 认识本切片为肝脏。② 部分肝细胞内有大小不一的圆形空泡，空泡是脂滴，在制片过程中被溶解。③ 脂变明显处因肝细胞肿胀肝窦变窄。

（2）高倍：进一步认识脂变为圆形的边界清楚的空泡，位于肝细胞浆内。脂变严重的肝细胞，胞核被挤压细胞边缘，酷似脂肪细胞。

诊断： 肝脂肪变性。

思考题： 哪些病变可使细胞内出现空泡？如何区别其性质？

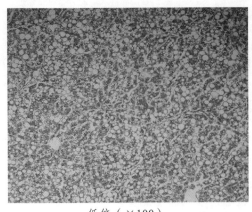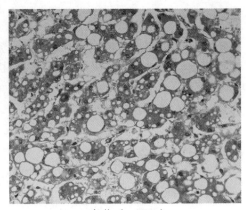

低倍（×100）　　　　　　　　　　　　　高倍（×400）

图 1.2

AAI03 脾小动脉玻璃样变（图 1.3）

观察要点：

（1）认识本切片为脾脏。

（2）脾小体中央动脉管壁增厚、管腔狭窄。

（3）内膜下可见环状红染均质物质。

诊断： 脾小动脉玻璃样变。

思考题： 根据本片显微镜下所见，该病人的脾脏肉眼有何变化？

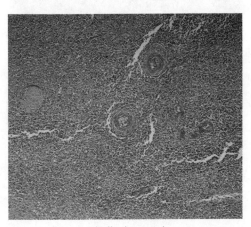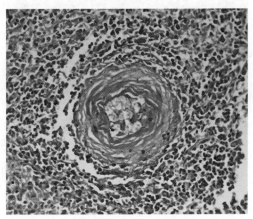

低倍（×100）　　　　　　　　　　　　　高倍（×400）

图 1.3

AAI04 脾凝固性坏死（图 1.4）

观察要点： 凝固性坏死灶表现为嗜伊红染得颗粒状外观，坏死区仍可保留细胞外形及组织结构轮廓，坏死区周围可见炎症细胞浸润及出血反应带。

诊断： 脾凝固性坏死。

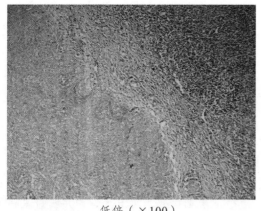
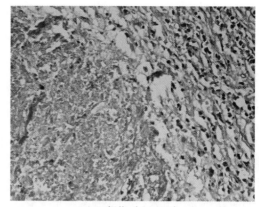

低倍（×100）　　　　　　　　高倍（×400）

图 1.4

AAI05　淋巴结干酪样坏死（图 1.5）

观察要点：

（1）认识本切片为淋巴结。

（2）淋巴结结构破坏，可见分布不太均匀的多发性结核结节。结核结节主要由淡染的、体积较大的椭圆形上皮样细胞组成，有的结节中心可见同质状、淡红色的无定形细颗粒状物质，其内组织轮廓消失（干酪样坏死）。结节内有淋巴细胞浸润，有的结节周边有郎罕氏巨细胞（体大、多个核、排列成马蹄铁状），外周有纤维组织包绕。

诊断：淋巴结干酪样坏死。

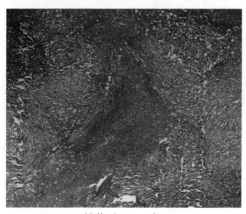
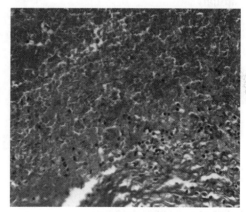

低倍（×100）　　　　　　　　高倍（×400）

图 1.5

三、复习与思考

（1）组织和细胞的变性有哪些类型？各有什么特点？

（2）坏死组织形态的特点是什么？坏死有哪些类型？

（3）创伤的一期愈合和二期愈合有何不同？在处理伤口时应如何为一期愈合创造条件？

（4）比较变性与坏死形态变化的异同及联系，分析其对机体的影响。

（5）病理学上判断坏死的依据是什么？临床上判断组织坏死的依据是什么？

四、病例讨论

病历摘要：李某，男，农民，38岁，与本村张某打架时，被张用棍棒猛击左小腿后侧腓肠肌处，该处皮肤略有损伤，事后小腿肿胀、疼痛难忍。第2天出现红、肿、热、痛，第3天体温上升达 39.5 ℃。第4天下肢高度肿胀，下达足背，最大周径达 48 cm，疼痛更甚，在皮肤裂口处流出血水。在当地医院用大量抗生素治疗，未见疗效。第6天，左足拇趾呈污黑色。第10天黑色达足背，与正常组织分界不清。随后到当地县医院治疗，行左下肢截肢术。病理检查：左下肢高度肿胀，左足部污黑色，纵行剖开动、静脉后，见动、静脉血管腔内均有暗红色与灰白色相间的固体物阻塞，长约 10 cm，与管壁黏着。固体物镜检为混合血栓。

讨论题：病人所患何病，其发生机制是什么？

五、常用词汇

adaptation	适应
atrophy	萎缩
hypertrophy	肥大
hyperplasia	增生
metaplasia	化生
injury	损伤
reversible injury	可逆性损伤
degeneration	变性
cellular swelling	细胞水肿
hydropic degeneration	水变性
fatty change/steatosis	脂肪变性
hyalinization	玻璃样变
hyaline degeneration	透明变
amyloid change	淀粉样变
mucoid degeneration	黏液样变
pathological pigmentation	病理性色素沉着

pathologic calcification	病理性钙化
irreversible injury	不可逆性损伤
necrosis	坏死
coagulative necrosis	凝固性坏死
caseous necrosis	干酪样坏死
liquefactive necrosis	液化性坏死
fibrinoid necrosis	纤维素样坏死
gangrene	坏疽
erosion	糜烂
ulcer	溃疡
sinus	窦道
fistula	瘘管
cavity	空洞
organization	机化
encapsulation	包裹
apoptosis	凋亡
cellular aging	细胞老化

六、参考文献

[1] 李玉林. 病理学. 8 版. 北京：人民卫生出版社，2013.

[2] 杨光华. 病理学. 5 版. 北京：人民卫生出版社，2002.

[3] 王恩华. 病理学. 北京：高等教育出版社，2003.

[4] 唐建武. 病理学. 北京：人民卫生出版社，2013.

[5] 李玉林. 病理学. 6 版. 北京：人民卫生出版社，2004.

[6] 李玉林. 病理学. 7 版. 北京：人民卫生出版社，2008.

[7] BASIC PATHOLOGY KUMAR COTRAN ROBBINS 7th edition.

第二章

损伤的修复

一、目的要求

（1）掌握再生、修复的概念，了解各种组织的再生能力及再生方式。

（2）掌握肉芽组织的形态特点及其功能。

【重点内容】

1. 损伤的修复

损伤的修复指损伤造成机体部分细胞和组织丧失后，机体对所有缺损进行修补恢复的过程。组织和细胞损伤后，由周围健康的同种细胞进行增生，以实现修复的过程，称为再生。各种组织的再生能力：不稳定细胞，如表皮细胞，呼吸、消化及生殖道的黏膜上皮，淋巴、造血细胞，间质细胞等；稳定细胞，这类细胞包括各种腺器官的实质细胞，如肝、胰、内分泌腺、汗腺、皮脂腺、肾小管上皮细胞以及原始间叶细胞和平滑肌细胞；永久性细胞包括神经细胞、骨骼肌及心肌细胞。

2. 肉芽组织

肉芽组织由新生薄壁的毛细血管以及增生的纤维母细胞构成，并伴有炎细胞的浸润，肉眼观察为鲜红色、颗粒状、柔软湿润，形似鲜嫩的肉芽故而得名。

功能：抗感染，保护创面；填平创口或其他组织缺损；机化或包裹坏死、血栓、炎性渗出物或其他异物；

演变：间质的水分逐渐吸收减少，炎细胞减少并消失，部分毛细血管腔闭塞、消失，少数毛细血管改建为小动脉和小静脉，成纤维细胞变为纤维细胞，肉芽组织最后形成瘢痕组织。

二、实习内容

大体标本	切片标本	
无	REP01	肉芽组织
	REP02	瘢痕组织

（一）大体标本

无。

（二）切片标本

REP01 肉芽组织（图 2.1）

标本来源：取自胃溃疡，柱状上皮已部分脱落。

观察要点：

（1）主要由大量的新生毛细血管和纤维母细胞构成，并有多量的炎细胞浸润。

（2）新生毛细血管数目多，多与表面垂直，有的具有较大的不规则管腔，有的仅呈条索状而无管腔，内皮细胞较肥大，增生，核呈椭圆形或短梭形。

（3）成纤维细胞体积大，呈多突状，胞核多为椭圆形，染色质细致、淡蓝色，有 1~2个小核仁，胞浆丰富，细胞界限不清楚。生长方向多与血管走向一致。

（4）间质中可见少量的中性粒细胞、浆细胞、淋巴细胞及巨噬细胞。

诊断：肉芽组织。

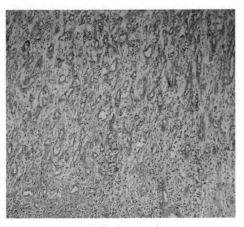 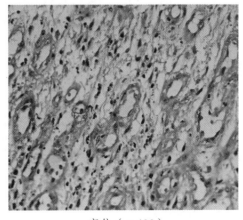

| 低倍（×100） | 高倍（×400） |

图 2.1

观察要点：在瘢痕层内，毛细血管减少以至消失，成纤维细胞转变为纤维细胞（长梭形细胞，核细长、两端尖细、深蓝染）；间质内胶原纤维增多、致密，中性粒细胞等多种炎细胞消失。瘢痕层内的胶原纤维最终发生玻璃样变。

诊断：瘢痕组织。

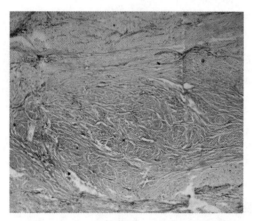 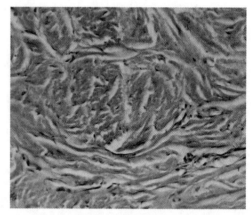

低倍（×100）　　　　　　　　　　　　　高倍（×400）

图 2.2

三、复习与思考

（1）肉芽组织主要由哪些成分构成？
（2）它在修复过程中有何作用？
（3）瘢痕是如何转变的？

四、病例讨论

病历摘要：某患者，男，37 岁，以"规律性上腹痛两年，加重 1 周"为主诉入院。体格检查：上腹部剑突下偏左有压痛。胃镜检查提示"胃窦部溃疡"。经给予甲氰咪胍等制酸剂和氢氧化铝凝胶等胃黏膜保护剂治疗，症状逐渐缓解，6 周后复查胃镜见溃疡已愈合。

讨论题：在胃溃疡愈合过程中都有哪些组织的再生？其中哪些组织的再生属完全再生？哪些是不完全再生？

五、常用词汇

repair	修复
regeneration	再生
labile cells	不稳定细胞
stable cells	稳定细胞
permanent cells	永久性细胞
granulation tissue	肉芽组织
scar	瘢痕
wound healing	创伤愈合
healing by first intention	一期愈合
healing by second intention	二期愈合
bone fracture	骨折

六、参考文献

［1］ 李玉林. 病理学. 8 版. 北京：人民卫生出版社，2013.
［2］ 杨光华. 病理学. 5 版. 北京：人民卫生出版社，2002.
［3］ 王恩华. 病理学. 北京：高等教育出版社，2003.
［4］ 唐建武. 病理学. 北京：人民卫生出版社，2013.
［5］ 李玉林. 病理学. 7 版. 北京：人民卫生出版社，2008.
［6］ BASIC PATHOLOGY KUMAR COTRAN ROBBINS 7th edition.

第三章

局部血液循环障碍

一、目的要求

（1）掌握淤血的概念，熟悉肝、肺淤血的病理形态特征及其后果。

（2）掌握血栓形成和血栓的概念，血栓的类型及其形态特点和好发部位，鉴别方法。

（3）掌握血栓栓塞的常见部位及其后果。

（4）熟悉梗死的类型，梗死的形态学特征。

（5）熟悉淤血、血栓形成、血栓、栓塞及梗死的区别及相互关系。

【重点内容】

1. 静脉性充血（淤血）

淤血指局部器官或组织由于静脉血液回流受阻而发生的充血。主要见于：

（1）慢性肺淤血，主要见于左心衰竭，表现为肺泡壁毛细血管扩张充血，肺泡腔内可见心衰细胞，肺泡壁纤维组织增生。

（2）慢性肝淤血，主要见于右心衰竭，表现为肝小叶中央静脉及附近的肝窦高度扩张充血，肝细胞受压萎缩消失，相邻肝小叶淤血区互相连接，小叶周边部分肝细胞因缺血而发生脂肪变性，切面上形成"槟榔肝"改变。

（3）慢性脾淤血，见于肝硬化或慢性心功能不全，表现为体积肿大、被膜紧张，呈暗紫红色，质硬。镜下由于窦内巨噬细胞增多并吞噬含铁血黄素，含铁血黄素与钙盐沉积形成含铁小结。

2. 血栓形成

活体的心血管内某些血液成分析出、凝集和凝固为固体质块的过程称为血栓的形成。

（1）血栓形成的条件有心血管内膜损伤，血流状态的改变，血液凝固性增高。

（2）血栓的类型包括白色血栓、混合血栓、红色血栓、透明血栓4种。

（3）血栓的结局有软化、溶解、吸收，机化与再通，血栓钙化。

（4）血栓对机体的影响有阻塞血管，栓塞，心瓣膜病，出血和休克。

3. 栓 塞

栓塞指循环血液中出现的不溶于血液的异常物质，随着血液流动，阻塞血管腔的现象。栓塞的类型有：

（1）血栓栓塞，最为常见，约占95%，常见的栓塞部位为肺动脉和大循环的动脉。

（2）脂肪栓塞，见于长骨骨折或脂肪组织严重挫伤时，脂肪细胞破裂，脂滴经破裂的血管入血，脂滴直径小于20 μm时，可通过肺毛细血管，引起全身器官的栓塞。

（3）气体栓塞，一般迅速进入血液循环的空气量在100 mL时，即可导致心力衰竭。

（4）羊水栓塞，此型罕见，在分娩过程中，羊膜破裂而胎头阻塞阴道口时，子宫收缩可将羊水挤入破裂的子宫壁静脉窦内，羊水成分可由子宫静脉进入肺循环，引起栓塞。

（5）其他栓塞，如细菌团块、肿瘤细胞团、寄生虫等均可引起栓塞。

4. 梗 死

梗死指动脉血流阻断，侧支循环不能建立时所引起的局部组织的缺血性坏死。

（1）梗死的原因有血栓形成，动脉栓塞，动脉痉挛，血管受压、闭塞。

（2）梗死类型有3种：贫血性梗死多发生于组织结构致密侧支循环不丰富的实质器官，如肾、脾、心肌等，梗死灶呈灰白色。出血性梗死多见于组织结构疏松，血管吻合支丰富，双重血液循环的空腔器官，如肠、肺等。败血性梗死，由含有细菌的栓子阻塞血管引起，如急性感染性心内膜炎。细菌感染来源：梗死前已有感染，细菌来自感染性栓子。细菌来自血液，梗死后细菌自外侵入。

二、实习内容

大体标本		切片标本	
★BCD01	慢性肺淤血	BCD01	急性肺淤血
★BCD02	慢性肝淤血	BCD02	慢性肺淤血
★BCD03	脾淤血	BCD03	慢性肝淤血
★BCD04	脾破裂出血	BCD04	混合血栓
★BCD05	肾破裂出血		
★BCD06	脾贫血性梗死		
★BCD07	肾出血性梗死		
★BCD08	肠出血性梗死		

（一）大体标本

★BCD01 慢性肺淤血

病历摘要：女，38岁，有多年风湿性心脏病史。十余天前感心悸、气喘、不能平卧、咳嗽、咳粉红色泡沫痰，并下肢水肿。尸检：风湿性心脏病并慢性肺淤血。

观察要点：肺体积增大，棕褐色，质地变硬，致密坚实。

诊断：慢性肺淤血（肺褐色硬化）。

★BCD02 慢性肝淤血

病历摘要：男，84岁，患慢性支气管炎三十余年，死于心力衰竭。尸检：右心扩大，脾、肾淤血，下肢水肿，胸腹腔积液。

观察要点：

（1）肝肿大（或稍缩小），表面平滑，包膜紧张，表面细颗粒状，有皱纹。

（2）肝切面布满暗红色粟粒大的小点，有的互相融合成小条状，其周围组织呈黄色。这种红黄相间的形态与槟榔的切面相似（有些切面因固定欠佳病变模糊不清）。

诊断：慢性肝淤血（槟榔肝）。

★BCD03 脾淤血

病历摘要：死于肝硬化的患者的脾标本。

观察要点：脾体积明显增大，重量增加，暗红色，包膜稍增厚。

诊断：脾淤血。

★BCD04 脾破裂出血

病历摘要：男，19岁，街头打架时腹部遭剧烈击打、昏迷，送医院后，因失血过多死亡。

观察要点：脾脏膈面有一长5 cm、深1.5 cm的不规则裂口。

诊断：脾破裂出血。

★BCD05 肾破裂出血

病历摘要：男，27岁，建筑工人，从高处坠落，送往医院途中死亡。

观察要点：右肾近肾门处有一长约4.5 cm、深约2 cm的不规则裂口。

诊断：肾破裂出血。

★BCD06 脾贫血性梗死

病历摘要：女，32岁，心悸、低热3年，气促、端坐呼吸、下肢水肿1月。尸检：二尖瓣狭窄及亚急性感染性心内膜炎。

观察要点：

（1）脾切面可见包膜下多个略呈三角形（立体观为锥形）病灶，呈淡黄色，质实、干燥、底部接近包膜，尖端指向中心。

（2）有的标本病灶尖端附近的血管内可见灰白色为主的固体物堵塞。

诊断：脾贫血性梗死。

★BCD07 肾出血性梗死

病历摘要：标本来源不详。

观察要点：肾切面可见一个或多个黑色病灶，略呈三角形。

诊断：肾出血性梗死。

★BCD08 肠出血性梗死

病历摘要：急腹症患者，被诊断为"肠扭转、绞窄性肠梗阻"进行肠切除手术。

观察要点：肠表面及肠系膜血管高度扩张充血，整段肠壁呈暗红褐色，肠壁切面的正常结构消失。

诊断：肠出血性梗死。

（二）切片标本

BCD01 急性肺淤血（图 3.1）

观察要点：

（1）大多数肺泡壁毛细血管及小静脉扩张充血。

（2）大部分肺泡腔内充满淡红色、比较均匀的水肿液。

诊断：急性肺淤血。

思考题：请分析此标本肺脏病变如何发生。淤血和水肿两种病变的关系如何？肺脏的病变与临床表现有何关系？

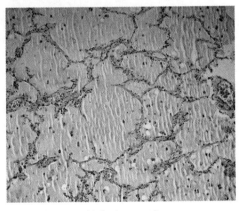
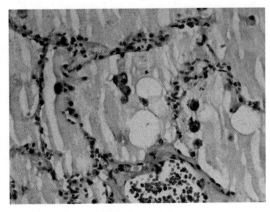

低倍（×100）　　　　　　　　　高倍（×400）

图 3.1

BCD02 慢性肺淤血（图 3.2）

观察要点：

（1）低倍镜可见肺组织内大小血管均充血，肺泡壁因淤血及结缔组织增生而增厚，肺泡腔狭窄，部分肺泡腔内有心衰细胞（heart failure cell）。

（2）高倍镜下观察：肺泡壁内小静脉及毛细血管皆扩张淤血，肺泡壁纤维细胞及成纤维细胞增生，部分肺泡腔内有红细胞、巨噬细胞和脱落的肺泡上皮细胞，巨噬细胞吞噬大量含铁血黄素后即称心衰细胞。支气管壁大部分已不完整，上皮脱落。壁内有充血，管腔内有巨噬细胞及心衰细胞，支气管和血管周围见少量的黑色炭末沉着。间质内有局灶性炎症反应，结缔组织轻度增生。

诊断：慢性肺淤血。

思考题：请分析此标本肺脏病变如何发生。淤血和水肿两种病变的关系如何？肺脏的病变与临床表现有何关系？心衰细胞临床表现及机制？急性肺淤血与慢性肺淤血的区别在哪里？

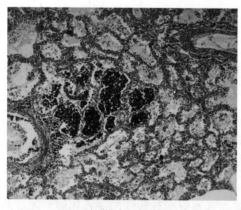 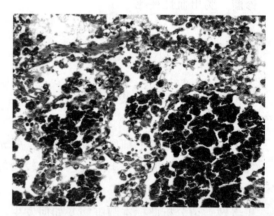

低倍（×100）　　　　　　　　　　　　高倍（×400）

图 3.2

BCD03 慢性肝淤血（图 3.3）

观察要点：

（1）低倍镜下见肝小叶中央部淤血明显，成一片红染，在淤血的中央可找到中央静脉，一部分淤血的小叶互相沟通。

（2）高倍镜下见淤血区内的肝细胞大部分受压萎缩乃至消失，肝窦扩张淤血，并有棕黄色含铁血黄素沉着。小叶周边淤血较轻，肝细胞有不同程度的脂肪变性。

诊断：慢性肝淤血。

思考题：请分析此标本肝脏病变如何发生。淤血和水肿两种病变的关系如何？肝脏的病变与临床表现有何关系？大体标本什么样？结果如何？急性肝淤血与慢性肝淤血的区别在哪里？

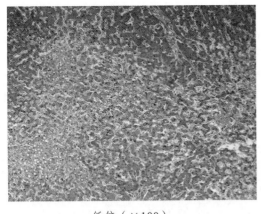 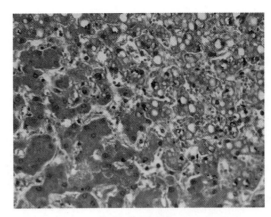

<table>
<tr><td style="text-align:center">低倍（×100）</td><td style="text-align:center">高倍（×400）</td></tr>
</table>

图 3.3

BCD04 混合血栓（图 3.4）

观察要点：

（1）低倍镜下，淡红色部分由成互相平行的不规则小梁状结构，其间有深红色的红细胞堆积。

（2）高倍镜下，小梁由已崩解的浅红色颗粒状血小板构成，其边缘见许多中性粒细胞和少量淋巴细胞。

（3）红细胞之间有福尔马林固定后的棕黑色色素，有的切片在制作过程中形成皱折。

诊断：混合血栓。

思考题：血栓结局有几种情况？对机体的影响有哪些？

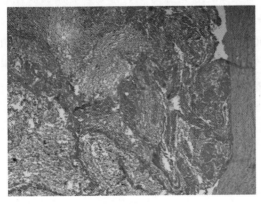 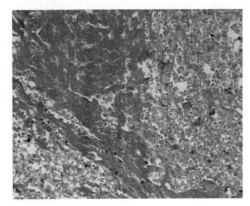

<table>
<tr><td style="text-align:center">低倍（×100）</td><td style="text-align:center">高倍（×400）</td></tr>
</table>

图 3.4

三、复习与思考

（1）慢性肝淤血时，肝切面为什么会出现槟榔状花纹？

（2）栓子是如何运行的？

（3）羊水栓塞的病理特征是什么？

（4）静脉淤血、血栓形成、栓塞及梗死之间有何联系？

四、病例讨论

病例一：

病历摘要：男性，25 岁，于 2014 年 4 月 23 日因畏寒、发热 10 天，胸痛、盗汗一周入院。10 天前因夜间起床受凉后畏寒、发热。7 天前夜间突然感觉右胸下部疼痛，在说话、呼吸、活动时加重，同时夜间有盗汗。次日去医院检查及胸部透视，以右侧渗出性胸膜炎、胸腔积液入院。入院后卧床休息，第 10 天下床在室内大便，便后上床，突然胸痛，随之有呼吸困难，全身紫绀，经抢救无效，呼吸、心跳停止而死亡。

尸检：右下肢轻度水肿，唇及指甲明显紫绀。右胸膜有纤维性黏连并有结核病变，右肺呈暗红色，质较实，切面亦呈暗红色，含多量淡红色泡沫状液体。在右肺动脉内有一长 5 cm 的血栓栓子，表面干燥、粗糙，并有红白相间的条纹，与肺动脉壁不黏连，阻塞肺动脉腔。

病理诊断：右肺动脉栓塞，右侧结核性胸膜炎。

讨论题：（1）结合尸检发现，解释此病例由发病至死亡过程。

（2）病人死亡的原因是什么？

病例二：

病历摘要：男性，43 岁，系突然死亡，由法院委托作病理解剖，检查死亡原因。死者生前身体健壮，无任何疾患。2014 年 9 月 23 日晚饭后曾带其小孩外出游玩，晚 23：00 回家后，被王某叫到马某家解决家庭纠纷，至凌晨 2：00 回家，返家后即言不适，此时患者面色苍白，出冷汗，胸闷不适，回家后 1 小时死亡。尸检：升主动脉及主动脉弓内膜散在有黄白色粥样斑块，左冠状动脉内膜也有黄白色粥样斑块，管腔狭窄，前降支距动脉口 2 cm 处有血栓形成，血栓长 1.5 cm，左心室轻度扩张，心肌未见梗死，肺、肝、脾、肾充血状。

病理诊断：冠状动脉（左前降支）粥样硬化及血栓形成，主动脉粥样硬化，左心室轻度扩大，肺、肝、脾、肾淤血。

讨论题：该病人迅速死亡，你考虑死亡原因是什么？

病例三：

病历摘要：女性，25 岁，足月妊娠，于 2014 年 2 月 16 日 10：00，自然破膜，约 10 分钟后，出现寒颤及呼吸困难。立即给予高流量氧吸入，地塞米松、阿托品和速尿等。因病情恶化，继续给予阿托品、654-2、氨茶碱、西地兰。出现呼吸改变后，给予"呼吸三联"药物静脉推注，行人工呼吸，心脏按压，并给予"心脏三联"药物行心内注射，于 2 月 17 日 0：40 因抢救无效而死亡。

尸检：双肺明显水肿、淤血及出血，部分区域实变，切面红褐色，用刀刮之，见血性液体顺刀流下。镜检：肺部多数血管内可见数量不等的有形羊水成分，如胎粪、胎脂、角化物及角化细胞等，但以角化物为多。大部分肺泡腔充满水肿液，部分区域有出血，且较严重，肺泡腔内充满红细胞。全身各脏器充血水肿，心肌有变性。子宫足月妊娠，死胎，胎儿脐带绕颈一周半，两肺可见羊水吸入。

病理诊断：（1）双肺羊水栓塞，肺水肿；（2）足月妊娠，死胎。

讨论题：羊水栓塞的发生机制及产妇的死亡原因。

五、常用词汇

hyperemia	充血
congestion	淤血
cyanosis	发绀
heart failure cells	心衰细胞
brown duration	肺褐色硬化
nutmeg liver	槟榔肝
congestive liver cirrhosis	淤血性肝硬化
hemorrhage	出血
thrombosis	血栓形成
thrombus	血栓
recanalization	再通
embolism	栓塞
embolus	栓子
thromboembolism	血栓栓塞
pulmonary embolism	肺动脉栓塞
fat embolism	脂肪栓塞
gas embolism	气体栓塞
amniotic fluid embolism	羊水栓塞
infarction	梗死
edema	水肿

六、参考文献

[1] 李玉林. 病理学. 8 版，北京：人民卫生出版社，2013.

[2] 杨光华. 病理学 5 版，北京：人民卫生出版社，2001.

[3] 成令忠. 组织学与胚胎学. 4 版. 北京：人民卫生出版社，1995.

[4] 吴在德. 外科学. 5 版，北京：人民卫生出版社，2001.

第四章

炎　症

一、目的要求

（1）掌握炎症的概念和炎症局部的病理形态特征。

（2）掌握渗出的各种炎症细胞。

（3）掌握炎症的类型、各类型炎症的好发部位及其形态特征。

（4）熟悉各类型炎症的相互关系及其后果。

（5）掌握炎症肉芽组织的形态特点及其功能；与异物肉芽肿的区别。

【重点内容】

炎症是具有血管系统的活体组织对各种致炎刺激物的损害所发生的一种防御性反应。基本病理变化是局部组织的变质、渗出和增生。

1. 以变质为主的炎症

此类炎症以组织或细胞的变性、坏死为主要特点，而渗出和增生则较轻微。例如，重型肝炎的肝细胞大块坏死，急性乙型脑炎神经细胞的变性、坏死等。

2. 以渗出为主的炎症

炎症局部组织血管内的液体和细胞成分，通过血管壁进入间质、体腔、黏膜表面和体表的过程称为渗出。白细胞的渗出是炎症反应最重要的特征。白细胞（嗜中性粒细胞、嗜酸性粒细胞、嗜碱性粒细胞、淋巴细胞）以阿米巴运动的方式从内皮细胞缝隙中游出。炎症细胞的种类和主要功能：中性粒细胞和单核细胞渗出常见于炎症早期、急性炎症和化脓性炎症；巨噬细胞常见于炎症后期、慢性炎症；淋巴细胞和浆细胞具有特异性免疫功能，常见于慢性炎症及病毒感染；嗜酸性粒细胞渗出主要见于寄生虫感染和过敏性炎；嗜碱性粒细胞和肥大细胞通过脱颗粒释放炎性介质而发挥作用。

根据渗出物的主要成分不同分为：（1）浆液性炎，主要成分是浆液及少量纤维蛋白和白细胞。临床上常表现为水疱、炎性水肿、胸腹水、关节腔积液等。（2）纤维蛋白性炎，主要成分是纤维蛋白，是血管壁严重受损的改变。常发生于黏膜、浆膜和肺，如白喉、菌痢、绒毛心、胸腹膜炎及大叶性肺炎等，常有较严重的临床后果。（3）化脓性炎，是一种最常见的以中性白细胞渗出为主的炎症，变性、坏死的中性白细胞称为脓细胞，脓性渗出液称为脓液。化脓性炎包括脓性卡他——发生在黏膜的化脓性炎。例如尿道、喉头、气管和胆囊的化脓性炎。蜂窝织炎——指疏松组织中弥漫性中性白细胞的浸润，例如皮下组织、肌肉、阑尾的化脓性炎。脓肿——局限性化脓性炎症。可广泛发生于皮下或内脏，较大脓肿常需切开或穿刺排脓。多个脓肿可形成互相沟通的管腔，在皮肤表面或黏膜之间形成窦道和瘘管。（4）出血性炎，是一种炎症过程剧烈所致血管壁通透性特别增强，或同时伴小血管壁的破裂，大量红细胞混杂在其他炎症渗出物中。例如流行性出血热、钩端螺旋体或炭疽等传染病。

3. 以增生为主的炎症

主要是局部组织细胞、淋巴细胞和被覆上皮的增生，常为炎症慢性过程表现。临床上形成炎性息肉、各种肉芽肿和实质细胞的团块状增生，导致器官、组织的结构和功能发生不同程度的改变。部分增生组织可以发生癌变。但某些急性炎症也可以增生性病变为主，例如急性肾小球肾炎、伤寒等。

变质、渗出和增生三种变化为相互依存、相互制约、共同组成复杂的炎症反应。一般来说，变质反应损害的一面，而渗出和增生则反应抗损害的一面。但在一定条件下，一些抗损害因素也会对机体产生不利的影响。

二、实习内容

大体标本		切片标本	
★INF01	假膜性炎（细菌性痢疾）	INF01	各种炎细胞
★INF02	阑尾炎	INF02	纤维素性胸膜炎
★INF03	肺脓肿	INF03	急性蜂窝织炎性阑尾炎
★INF04	肝脓肿	INF04	肺脓肿
★INF05	脑脓肿	INF05	鼻炎性息肉
★INF06	肉芽肿性睾丸炎	INF06	异物肉芽肿

（一）大体标本

★INF01 假膜性炎（细菌性痢疾）

病历摘要：女，25 岁，发热、腹痛、腹泻 1 天，解黏液脓血便，每天 10 余次，里急后重。

观察要点：肠黏膜充血、水肿，黏膜表面形成灰白或灰红色粗糙的糠皮样假膜，肠壁增厚，黏膜皱壁消失。有的标本假膜脱落形成大小不等、边缘不规则的地图状表浅溃疡。

诊断：假膜性炎（细菌性痢疾）。

★INF02 阑尾炎

病历摘要：均为外科手术切除标本。临床上均有突然发作的上腹部痛，随后很快转移至右下腹，伴恶心、呕吐及发热。体检：右下腹有明显压痛点及反跳痛。血液检查白细胞总数升高，分类中性粒细胞比例增高。

观察要点：阑尾肿大，色暗红，浆膜面可见血管扩张充血及灰黄片状或丝状渗出物披复。有的标本可见穿孔。

诊断：阑尾炎（伴穿孔）。

★INF03 肺脓肿

病历摘要：男，40 岁，畏寒、发热、咳嗽 1 月余，咳脓痰，血培养金黄色葡萄球菌阳性，血显示白细胞总数 17.3×10^9/L。

观察要点：肺切面可见一灰白色局限性病灶，境界清楚，形成脓腔，腔内有积脓。

诊断：肺脓肿。

★INF04 肝脓肿

病历摘要：男，24 岁，腹痛、畏寒、发热 1 月余，体查：肝肋下三指，血象显示白细胞总数增高。尸检：细菌性肝脓肿。

观察要点：肝脏切面上可见多个不规则局限性病灶，境界清楚，病灶内充满灰黄色渗出物，囊壁薄。

诊断：肝脓肿。

★INF05 脑脓肿

病历摘要：男，7 岁，右耳反复流脓 2 年，畏寒、发热、头痛、呕吐、昏迷 3 天，白细胞 19.8×10^9/L，败血症死亡。

观察要点：大脑切面可见圆形脓腔，境界清楚，腔内可见黄绿色脓液，周围脑组织肿胀，中线向对侧偏移。

诊断：脑脓肿。

★INF06 肉芽肿性睾丸炎

病历摘要：病史不详。

观察要点：睾丸稍肿胀，切面可见 0.5 cm 左右大小灰白色结节分布，结节大小均匀，境界清楚。

诊断：肉芽肿性睾丸炎。

（二）切片标本

INF01 各种炎细胞（图 4.1）

观察要点：

（1）嗜中性粒细胞：直径为 10 ~ 12 μm，核浓染，呈杆状或分叶状（2 ~ 5 叶），细胞质内富含中性颗粒。

（2）嗜酸性粒细胞：细胞体积略大于嗜中性粒细胞，核呈肾形或分叶状（多为两叶），胞浆内有粗大的嗜酸性颗粒。

（3）巨噬细胞：体积较大，直径为 12 ~ 24 μm，核呈肾形或不规则扭曲折叠状，胞浆丰富，染色浅。

（4）淋巴细胞：近似于红细胞大小，核圆形，深染，胞浆极少。

（5）多核巨细胞：体积最大，胞浆丰富，有许多核，排列不规则。

诊断： 各种炎细胞。

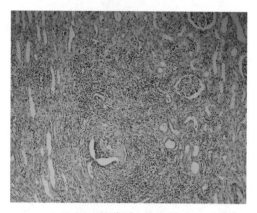 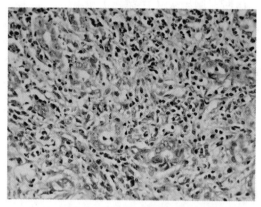

低倍（×100）　　　　　　　　　　　　高倍（×400）

图 4.1

INF02 纤维素性胸膜炎（图 4.2）

观察要点： 渗出的纤维素附着于胸膜的腔面，纤维素未被溶解吸收，发生机化，导致胸膜纤维性肥厚。

诊断： 纤维素性胸膜炎。

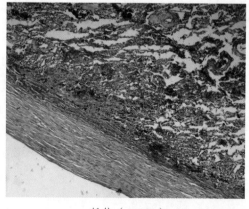 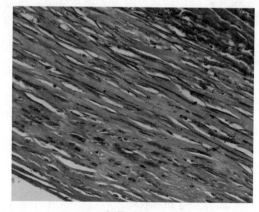

低倍（×100）　　　　　　　　　　　　高倍（×400）

图 4.2

INF03 急性蜂窝织炎性阑尾炎（图 4.3）

观察要点： 半环形阑尾组织，环心为阑尾腔。

（1）阑尾腔：充满以嗜中性白细胞为主的渗出物，这就是肉眼所见的脓液。渗出的嗜中性白细胞呈现不同程度的变质，变成脓细胞。

（2）阑尾壁：从黏膜层、黏膜下层、肌层至浆膜层，均呈现淤血、水肿，并有大量嗜中性白细胞渗出，弥漫地浸润于组织间隙中，使原来较致密的肠壁变得非常疏松。这种病变在肌层内尤为明显，平滑肌稀疏散在。有的区域内，平滑肌细胞完全消失，被大量聚集的脓细胞所占据，形成急性脓肿，该处尚无脓肿壁形成。

（3）浆膜层：出血，表面被覆由纤维素和脓细胞组成的厚层脓液，提示已经发生了阑尾周围炎。

（4）阑尾壁内和阑尾系膜（阑尾一侧）的脂肪组织内：有许多淤血、扩张的毛细血管和小静脉，内含很多嗜中性白细胞。

诊断：急性蜂窝织炎性阑尾炎。

思考题：与肝脓肿相比较，本切片有哪些不同？为什么？

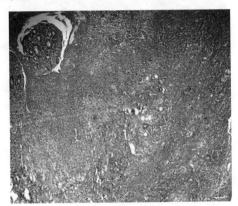 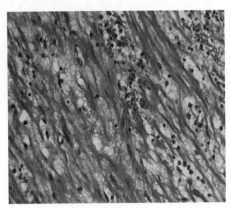

低倍（×100）　　　　　　　　　高倍（×400）

图 4.3

INF04 肺脓肿（图 4.4）

观察要点：肺组织被破坏发生液化性坏死，大量的中性粒细胞或脓细胞聚集成堆。

诊断：肺脓肿。

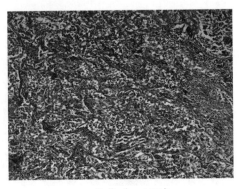 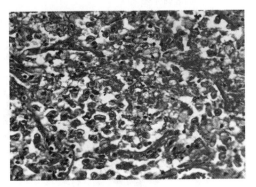

低倍（×100）　　　　　　　　　高倍（×400）

图 4.4

INF05 鼻炎性息肉（图4.5）

标本来源：标本取于鼻腔。

观察要点：

（1）息肉周边被覆假复层纤毛柱状上皮，其内为增生的腺体及结缔组织、血管。部分血管管壁增厚，扩张充血。

（2）大量慢性炎症细胞浸润，以浆细胞为主。

（3）间质疏松水肿。

诊断：鼻炎性息肉。

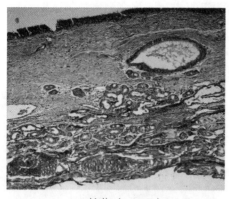 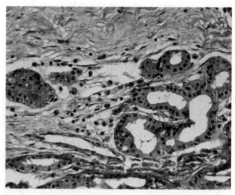

低倍（×100） 高倍（×400）

图4.5

INF06 异物肉芽肿（图4.6）

观察要点：

（1）纤维结缔组织及脂肪组织内可见结节状病灶，伴多量淋巴细胞及吞噬细胞等炎细胞浸润。

（2）可见一些体积较大、呈多边形的异物巨细胞，其胞浆红染，细胞核较小，多个，弥散分布于巨细胞的胞浆中。

（3）异物巨细胞散在分布或聚集成堆，部分异物巨细胞间可见黄色的、性质不明的异物。

诊断：异物肉芽肿。

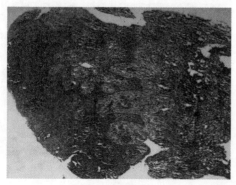 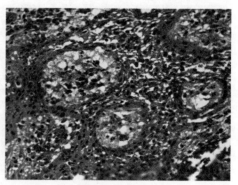

低倍（×100） 高倍（×400）

图4.6

三、复习与思考

（1）从病理学角度如何确诊炎症？

（2）炎症局部临床表现的病理学基础是什么？

四、病例讨论

病例一：

病历摘要：张某，男性，12岁，两周前左侧面部长一疖疔，肿胀疼痛，数天后，被其母用针扎穿并挤出脓性血液。两天后发生寒颤、高热、头痛、呕吐，经治疗未见好转，且病情加重，昏迷抽搐而入院。

体格检查：营养不良，发育较差，神志不清，T39 ℃，P140 次/分，R35 次/分。面部有一 2 cm×3 cm 的红肿区，略有波动感。

实验室检查：白细胞总数为 $22×10^9/L$，中性粒细胞为 0.87。血培养金黄色葡萄球菌阳性。

尸检：发育、营养差，面部有一 2 cm×3 cm 的红肿区，切开有脓性血液流出。大脑左额区有大量灰黄色脓液填充，脑组织坏死，有 4 cm×4 cm×5 cm 的脓腔形成。

镜检：脑组织坏死，大量中性粒细胞浸润，并见肉芽组织。

讨论题：

（1）根据资料对本病例作何诊断？

（2）本例脑部病变是怎样引起的？

（3）从本病例中应吸取什么教训？

病例二：

病历摘要：王某，男性，32岁，农民，因右小腿肿胀疼痛两天就诊。两天前右小腿轻微擦伤出现疼痛，自己在家拔火罐，贴伤湿止痛膏未奏效，小腿部出现明显红肿，继而蔓延到右侧大腿，随到医院诊治。

体格检查：T38.4 ℃，P88 次/分，R26 次/分，Bp120/75 mmHg。神志清楚，急性病容，皮肤巩膜无黄染，腹部平软，右侧腰部轻度红肿，右侧大腿、小腿明显肿胀，颜色暗红，皮温稍高，膝关节活动受限。

实验室检查：WBC18×10⁹/L，N0.90，尿和大便常规检查未见异常。治疗经过：入院后积极抗感染治疗，采用大剂量抗生素静脉滴注。入院当晚，病情恶化，病人出现烦躁不安，面色苍白，出冷汗，四肢冰凉，脉搏细弱，BP 60/30 mmHg，随即心跳停止，抢救无效而死亡。

尸检：青年男尸，发育正常，营养良好。右侧腋窝下可触及肿大淋巴结 3 枚，右侧腰部大片红肿，右侧大腿及小腿明显肿胀，暗红色，张力增高，周径比左侧分别增大 5.4 cm 和 3.8 cm，足部出现轻度肿胀。切面可见血性液体渗出。腹腔内可见少量淡黄色液体，腹腔各脏器外观未见异常。

镜检：心肌细胞轻度肿胀，横纹消失，胞浆内可见少量红染颗粒。肝细胞轻度肿胀，可见多量粉染颗粒，部分肝细胞内可见圆形空泡。肾近曲小管上皮细胞肿胀，刷状缘消失。右侧腋窝下淋巴结内可见充血水肿以及大量中性粒细胞浸润。各器官组织均可见明显的血管扩张充血。右侧大腿及小腿皮下组织和肌肉组织高度水肿，血管高度扩张充血，肌纤维之间空隙增大，在肌纤维和脂肪组织中可见大量中性粒细胞弥漫浸润，部分皮下脂肪组织和肌肉组织坏死，阴囊和腰部病变基本同上。

讨论题：

（1）根据尸检材料，作出病理诊断，并找出诊断依据。

（2）结合病史讨论疾病的发生发展过程和死亡原因。

五、常用词汇

inflammation	炎症
alteration	变质
exudation	渗出
proliferation	增生
acute inflammation	急性炎症
chronic inflammation	慢性炎症
inflammatory mediator	炎症介质
serous inflammation	浆液性炎
fibrinous inflammation	纤维素性炎
suppurative or purulent inflammation	化脓性炎
empyema	积脓
phlegmonous inflammation	蜂窝织炎
abscess	脓肿
hemorrhagic inflammation	出血性炎
bacteremia	菌血症
toxemia	毒血症
septicemia	败血症
pyemia	脓毒败血症
embolic abscess	多发性栓塞性脓肿
metastatic abscess	转移性脓肿
chronic granulomatous inflammation	慢性肉芽肿性炎

六、参考文献

［1］ 李玉林. 病理学. 8 版，北京：人民卫生出版社，2013.

［2］ 李甘地. 病理学（七年制规划教材）. 北京：人民卫生出版社，2001.

［3］ J. C. E Underwood, General and Systematic Pathology（系统病理学）. 2 版. 北京：科学出版社，1999.

［4］ 董郡. 病理学. 2 版. 北京：人民卫生出版社，1996.

［5］ 杨光华. 病理学（五年制规划教材）. 北京：人民卫生出版社，2001.

第五章

肿 瘤

一、目的要求

（1）掌握肿瘤标本的观察方法。
（2）掌握肿瘤的大体和组织学形态特点。
（3）掌握肿瘤的生长方式和转移途径。
（4）掌握良、恶性肿瘤区别。
（5）掌握癌与肉瘤的病变特点及两者的区别。
（6）熟悉常见肿瘤的病理形态特点。

【本章重点】

1. 肿 瘤

肿瘤是局部组织细胞异常增生而形成的新生物。局部组织相对无休止生长，与整个机体不协调。肿瘤细胞的遗传信息可传给其子代细胞。细胞失去分化成熟能力。

2. 肿瘤的形态与结构

（1）肉眼形态：可见外形多种多样，如结节状、分叶状、息肉状、乳头状、菜花状、蕈状、囊状和溃疡状等。颜色一般为灰白色或鱼肉色，但血管瘤为红色，脂肪瘤为黄色，黑色素瘤为黑色。质地与实质和间质的比例有关，实质多者软，间质多者硬，大小不等，其大小与生长部位、生长时间及良恶性有关。数目多为一个，多个者应称多发瘤。

（2）镜下形态：由实质和间质组成。实质（主质）为肿瘤细胞，决定着肿瘤的特性。间质为结缔组织及血管，有支持营养肿瘤和限制其生长的作用。

3. 肿瘤的异型性

（1）细胞异型性：大小不等，形态各异，核大，核浆比值增大，有双核、多核、奇形核，核染色深，有核分裂及病理性核分裂，核仁大，数目多，胞浆多呈嗜碱性。

（2）组织结构异型性：细胞排列紊乱，层次增多，极为紊乱。

4. 肿瘤的生长方式

（1）浸润性生长：靠破坏周围组织而使瘤体增大，肿瘤边界不清，相对固定，无包膜，不易切净，为恶性肿瘤的生长方式。

（2）膨胀性生长：靠推开和挤压周围组织使瘤体增大，肿瘤界清，活动，有包膜，易切净，多为良性肿瘤生长方式。

（3）外生性生长：为皮肤、黏膜表面的肿瘤所采取的生长方式。良性者细胞不呈浸润性生长，恶性者除向表面突起外，常突破基底膜向深部浸润。

5. 肿瘤的扩散

肿瘤的扩散是指恶性肿瘤不限于发生部位生长，可侵入到邻近或远处组织生长，即直接蔓延及转移。

（1）直接蔓延：指癌瘤细胞连续浸润性生长到邻近组织或器官，如肺癌侵入胸腔，子宫颈癌侵入膀胱或直肠。

（2）浸润：指肿瘤细胞可突破基底膜向邻近间隙像树根或蟹足样生长，是恶性肿瘤的生长特点。

（3）转移：恶性肿瘤细胞从原发部位（原发瘤）分离脱落侵入一定的腔道（淋巴管、血管、体腔）被带到另一部位，并生长成与原发瘤同样类型的肿瘤。转移的主要途径：

① 淋巴道转移：上皮源性恶性肿瘤最常见的转移方式。大多为区域淋巴结转移，但也可为"跳跃式"转移。转移时，肿瘤细胞先聚集于边缘窦，以后累及整个淋巴结。

② 血道转移：这是肉瘤最常见的转移方式。侵入门静脉系统的瘤细胞在肝内形成转移瘤，如消化道肿瘤发生的肝转移；侵入椎旁静脉丛的肿瘤细胞，引起骨、骨盆及中枢神经系统的转移的无肺转移，如前列腺癌转移到脊柱、乳腺癌的椎体转移、甲状腺癌的颅骨转移。血道转移虽可发生在许多器官，但最常见的是肺，其次是肝。

③ 种植性转移：指体腔内器官（腹腔、胸腔、脑部器官）的恶性肿瘤蔓延至器官表面时，瘤细胞可以脱落，并像播种一样种植在体腔内各器官的表面，形成多数的转移瘤。

6. 肿瘤的生长速度

（1）良性肿瘤：生长速度较慢，如生长速度突然加快，应警惕恶变。

（2）恶性肿瘤：生长速度较快，常因相对缺血、缺氧而发生出血、坏死、囊性变等。

7. 肿瘤的命名原则

（1）良性肿瘤：组织来源 + "瘤"字。

（2）恶性肿瘤：来源于上皮组织者，组织来源 + "癌"字；来源于间叶组织者，组织来源 + "肉瘤"。

（3）特殊命名肿瘤，如恶性畸胎瘤、视网膜母细胞瘤、霍奇金病、白血病等。

8. 肿瘤对机体的影响

（1）良性肿瘤的影响：有阻塞、压迫的作用，如胆管、脑室肿瘤，产生过量内分泌物质，继发性改变包括出血、坏死、感染、破裂、囊性变。

（2）恶性肿瘤的影响：发热、恶病质，进行性严重消瘦，体力贫乏，严重贫血，多脏器衰竭综合表现。

9. 肿瘤的分级与分期

（1）分级：Ⅰ级为分化良好，属低度恶性；Ⅱ级为分化中等，属中度恶性；Ⅲ级为分化低，属高度恶性。

（2）分期：TNM 分期系统。

10. 非典型性增生

上皮组织内细胞增生出现异型性，但未波及全层上皮，属癌前病变，分轻、中、重三级。原位癌：癌变仅限于黏膜上皮层内或皮肤表皮内，波及全层，但尚未突破基底膜，侵入黏膜下层或真皮。常见的癌前病变有大肠腺瘤、绒毛状腺瘤、管状腺瘤。乳腺纤维囊性病、慢性胃炎与肠上皮化生、慢性溃疡性结肠炎、皮肤慢性溃疡、黏膜白斑。

二、肿瘤标本的观察方法

（一）大体标本

（1）首先辨认是什么器官，其次观察肿瘤发生在什么部位，肿瘤的数目、大小、形态、颜色、质地、光泽及有无继发性变化（如出血、坏死等），与正常组织的分界是否清楚。

（2）注意肿瘤的生长方式：是膨胀性、外生性还是浸润性。

（3）结合病史了解其生长快慢及其对机体的影响等临床表现。

（二）切片标本

（1）首先确定切片中有无肿瘤组织，如有肿瘤，进一步观察肿瘤有无包膜，其实质与间质的分界是否明显。肿瘤组织切片的显微镜检查，首先观察肿瘤实质即肿瘤细胞的形态特点及其排列结构方式来识别其组织来源。其次观察肿瘤组织分化的程度，即异型性是否明显来区分其良恶性。再次观察肿瘤组织与正常组织之间是否境界清楚，有无包膜，以及有无侵入邻近组织间隙、淋巴管、血管等，来区分其生长方式。此外还应注意有无变性、坏死、出血、感染等继发性改变。如为恶性肿瘤还要区分是上皮组织来源的癌，还是间叶组织来源的肉瘤，恶性程度如何及有无转移。结合显微镜检查、大体形态观察和临床表现即可做出正确的诊断。

（2）详细观察肿瘤组织的形态特征。

① 肿瘤组织的结构及肿瘤细胞的排列与何种组织相似？可能由何种组织发生？

② 肿瘤的异型性（组织结构和细胞异型性）如何？是良性肿瘤还是恶性肿瘤？

③ 肿瘤组织的浸润和转移，肿瘤组织的继发性改变：如有无出血、坏死、感染、钙化等。

三、实习内容

大体标本		切片标本	
★TUM01	子宫平滑肌瘤（单发性）	TUM01	恶性肿瘤细胞异型性
★TUM02	子宫平滑肌瘤（多发性）	TUM02	恶性肿瘤细胞涂片
★TUM03	子宫平滑肌瘤（膨胀性生长）	TUM03	皮肤乳头状瘤
★TUM04	卵巢肿瘤（巨块型）	TUM04	鳞状细胞癌 I 级
★TUM05	肠系膜淋巴结转移癌	TUM05	鳞状细胞癌 II 级
★TUM06	转移癌	TUM06	鳞状细胞癌 III 级
★TUM07	肺转移癌	TUM07	纤维瘤
★TUM08	脾转移癌	TUM08	纤维肉瘤
★TUM09	大网膜种植性转移	TUM09	肠腺瘤
★TUM10	囊肿	TUM10	腺肌瘤
★TUM11	骶尾部皮样囊肿	TUM11	移行细胞癌
★TUM12	腮腺混合瘤	TUM12	淋巴肉瘤
★TUM13	汗腺癌	TUM13	平滑肌肉瘤
★TUM14	脾癌	TUM14	淋巴结转移性结肠腺癌
★TUM15	膀胱乳头状癌		
★TUM16	卵巢纤维瘤		
★TUM17	脂肪瘤		
★TUM18	纤维脂肪瘤		
★TUM19	子宫平滑肌瘤		
★TUM20	肝海绵状血管瘤		

大体标本		切片标本
★TUM21	骨瘤	
★TUM22	胸骨瘤	
★TUM23	踝部骨瘤	
★TUM24	肋软骨瘤	
★TUM25	骨母细胞瘤	
★TUM26	纤维肉瘤	
★TUM27	平滑肌肉瘤	
★TUM28	横纹肌肉瘤	
★TUM29	淋巴肉瘤	
★TUM30	骨肉瘤	
★TUM31	软骨肉瘤	
★TUM32	肺肉瘤	
★TUM33	肝肉瘤	
★TUM34	角膜神经细胞瘤	
★TUM35	皮下神经纤维瘤	
★TUM36	腹膜后神经纤维瘤	
★TUM37	腹膜后神经纤维肉瘤	
★TUM38	畸胎瘤	

（一）大体标本

★TUM01 子宫平滑肌瘤（单发性）

★TUM02 子宫平滑肌瘤（多发性）

★TUM03 子宫平滑肌瘤（膨胀性生长）

病历摘要：女，50 岁，7 个月来月经周期紊乱，月经过多。妇科检查发现子宫增大。

观察要点：

（1）子宫增大，肌层内有一球形肿瘤结节，直径约 4.5 cm（标本 TUM02 肌层内有多个近球形的肿瘤结节，最大者直径约 8 cm，向子宫腔突出）。

（2）肿瘤与周围组织分界清楚，附近的肌组织受挤压而变薄，围绕肿瘤排列。

（3）切面灰白色，呈编织状排列。

诊断：子宫平滑肌瘤。

★TUM04 卵巢肿瘤（巨块型）

病历摘要：女，40岁，腹部逐渐膨隆3年。

观察要点：肿瘤取自卵巢部位，卵巢正常组织已完全不见。肿瘤体积大，椭圆形，灰黄色，表面光滑，包膜完整。

诊断：卵巢肿瘤。

★TUM05 肠系膜淋巴结转移癌

病历摘要：男，63岁，尸体解剖时发现降结肠有一14 cm×11 cm×10 cm的肿物。病理诊断为结肠癌，已发生肠系膜淋巴结转移。

观察要点：肠系膜淋巴结肿大，花生米大至拇指大，有的互相融合；切面灰黄色或灰白色，其中有小块出血坏死灶。

诊断：肠系膜淋巴结转移癌。

★TUM06 转移癌

病历摘要：病史不详。

观察要点：标本取自部位不详。结节多个，散在分布，灰黑色，圆形，与周围组织分界清楚。

诊断：转移癌。

★TUM07 肺转移癌

病历摘要：男，45岁，原发性肝癌伴全身广泛转移，有肝硬化病史8年。

观察要点：肺表面和切面散在多个大小不等的灰白色球形结节，与周围肺组织分界清楚，有的癌结节中央有出血、坏死。

诊断：肺转移癌。

★TUM08 脾转移癌

病历摘要：女，56岁，肠癌伴全身广泛转移。

观察要点：脾脏体积稍增大，切面可见多个圆形或卵圆形灰白色结节，散在分布，境界清楚，部分结节相互融合，部分结节中央可见出血坏死灶。

诊断：脾转移癌。

★TUM09 大网膜种植性转移

病历摘要：男，43岁，上腹部间歇性疼痛3年，近半年，疼痛加重，伴恶心、呕吐及黑便。

观察要点：胃小弯处胃壁明显增厚，质硬，灰白色，肿瘤已浸润至浆膜层。大网膜可见多个黄豆至蚕豆大小的灰白色结节，散在分布，境界清楚，数个结节中央有坏死及出血。

诊断：胃腺癌并大网膜种植性转移。

★TUM10 囊肿

病历摘要：病史不详。

观察要点：取自部位不明。肿瘤表面光滑，切开见囊壁菲薄，内壁光滑，内含大量清亮液体。

诊断：囊肿。

★TUM11 骶尾部皮样囊肿

病历摘要：女，2岁，发现骶尾部皮下肿物3个月。体查：骶尾部可触及一直径约2 cm的皮下结节，质软，基底部黏连固定，无痛。

观察要点：肿瘤表面光滑，切开为单房囊肿，囊壁较厚，类似完整或不甚完整的皮肤结构，囊腔内可见皮脂、上皮碎屑、毛发和较黏稠液体。

诊断：骶尾部皮样囊肿。

★TUM12 腮腺混合瘤

病历摘要：女，37岁，发现右侧腮腺肿物1年，缓慢增大，无痛。体查：肿瘤不规则形，质中，可移动，无压痛。

观察要点：肿瘤呈结节状，部分包膜，边界清楚，中等硬度，与周围组织不黏连。切开呈囊性，内含黏液，可见软骨样组织。

诊断：腮腺混合瘤。

★TUM13 汗腺癌

病历摘要：女，60岁，发现左侧腋下肿物10月，近1月增大迅速。

观察要点：肿瘤位于表皮下，直径约4 cm，淡红色，边界不清，质地坚硬，与皮肤黏连，局部溃破呈菜花状，伴感染。切面实性，淡红色，质硬。

诊断：汗腺癌。

★TUM14 脾癌

病历摘要：病史不详。

观察要点：脾脏体积增大，质硬，表面不平欠光滑。

诊断：脾癌。

★TUM15 膀胱乳头状癌

病历摘要：男，50岁，间歇性肉眼血尿3个月。

观察要点：膀胱三角区见一菜花样肿物，蒂宽，表面凹凸不平，可见明显的出血和坏死。

诊断：膀胱乳头状癌。

★TUM16 卵巢纤维瘤

病历摘要：女，43岁，腹部坠胀感1年，体查：左下腹部肿物。

观察要点：

（1）肿瘤取自卵巢部位，但卵巢结构已经消失。

（2）肿瘤表面光滑，有包膜。

（3）切面呈灰白色编制状，无出血及坏死。

诊断： 卵巢纤维瘤。

★TUM17 脂肪瘤

病历摘要： 女，20岁，颈后部无痛性肿块，逐渐增大。

观察要点： 肿瘤呈分叶状，黄色，质软，包膜完整，边界清楚，切面油腻感。

诊断： 脂肪瘤。

★TUM18 纤维脂肪瘤

病历摘要： 女，32岁，左大腿内侧无痛性肿物2年。

观察要点： 肿瘤呈分叶状，黄白色，质中，包膜完整，边界清楚。切面见灰白色纤维条索将肿瘤分隔成大小不等的小叶状结构。

诊断： 纤维脂肪瘤。

★TUM19 子宫平滑肌瘤

病历摘要： 女，44岁，月经增多和经期缩短已5个月，妇检见子宫增大。

观察要点：

（1）子宫增大，肌层内有一球形肿瘤结节。

（2）肿瘤与周围组织分界清楚，附近的肌组织受挤压而变薄，围绕肿瘤排列。

（3）切面灰白色，呈编织状排列。

诊断： 子宫平滑肌瘤。

★TUM20 肝海绵状血管瘤

病历摘要： 女，42岁，体检B超示肝血管瘤，行手术切除。

观察要点： 肝内有一鸡蛋大小的肿瘤，呈暗红色，切面呈蜂窝状结构，充满血液。肿瘤与肝组织分界清楚，但无明显包膜。

诊断： 肝海绵状血管瘤。

★TUM21 骨瘤

病历摘要： 病史不详。

观察要点： 灰白色，质硬，呈中空管状，内壁光滑，长5 cm，直径2~3 cm，可见肿瘤组织排列整齐。

诊断： 骨瘤。

★TUM22 胸骨瘤

病历摘要： 男，44岁，胸骨旁肿物逐渐增大2年。

观察要点： 灰白色椭圆形肿物，8 cm×5 cm×4 cm，质硬，表面光滑，有包膜，切面实性。

诊断：胸骨瘤。

★TUM23 踝部骨瘤

病历摘要：男，20岁，右踝外侧。

观察要点：灰白色质硬肿物一个，椭圆形，4 cm×3 cm×4 cm，分叶状，表面光滑，切面呈实性。

诊断：踝部骨瘤。

★TUM24 肋软骨瘤

病历摘要：男，23岁，无意间发现右侧胸骨旁肿物半年，拇指大小，质韧，无痛，体积无明显改变。

观察要点：肿瘤向骨表面凸出，灰白色，半透明，伴囊性变，形似正常的软骨组织。

诊断：肋软骨瘤。

★TUM25 骨母细胞瘤

病历摘要：男，24岁，腰部疼痛并放射至小腿2个月。

观察要点：肿瘤呈膨胀性生长，边界清楚，有小范围骨质破坏，伴不同程度骨化，周围骨皮质变薄。

诊断：骨母细胞瘤。

★TUM26 纤维肉瘤

病历摘要：男，37岁，发现左上臂内侧有一鸡蛋大肿物2年，无痛，近半年迅速增大。

观察要点：肿瘤呈卵圆形，有部分包膜，切面灰红，湿润，均匀细腻，局部有明显的出血、坏死。

诊断：纤维肉瘤。

★TUM27 平滑肌肉瘤

病历摘要：女，43岁，左大腿后侧无痛性肿物半年。

观察要点：肿瘤体积大，境界清楚，质地软，伴囊性变，局部有明显的出血、坏死。

诊断：平滑肌肉瘤。

★TUM28 横纹肌肉瘤

病历摘要：女，3岁，左大腿内侧肿物1年。

观察要点：肿瘤呈分叶状，有部分包膜，切面灰红，湿润、均匀细腻似鱼肉，质软。

诊断：横纹肌肉瘤。

★TUM29 淋巴肉瘤

病历摘要：男，55岁，间歇性低热、颈部肿块6个月，颈部肿块无痛性、进行性增大。体查：体温38.5℃，右颈部可触及数个黄豆大到枣大肿块，质中，有的相互融合，无压痛，不可移动。

观察要点：肿块呈卵圆形，结节状，中等硬度，坚韧，均匀而丰满，有的彼此黏连、相互融合。切面灰白色，鱼肉状，局部有出血、坏死。

诊断：淋巴肉瘤。

★TUM30 骨肉瘤

病历摘要：男，8岁。大腿下方肿物2个月，伴疼痛，消瘦。

观察要点：股骨下端一侧见一肿物9 cm×4 cm大小，切面大部分灰白色（新鲜时为灰红色），鱼肉状，侵袭骨皮质及关节头，可见出血、坏死。

诊断：股骨骨肉瘤。

★TUM31 软骨肉瘤

病历摘要：发现胸部肿物5年，近1年来增大迅速，无痛。

观察要点：肿物表面被覆一层不完整纤维包膜，切面见肿瘤呈分叶状，局部骨质破坏，半透明，质脆，似软骨，可见囊性变、出血及灰白色钙化条纹。

诊断：软骨肉瘤。

★TUM32 肺肉瘤

病历摘要：病史不详。

观察要点：肿瘤呈卵圆形，直径5 cm，无完整包膜，切面灰白色，实性，质地细腻，可见出血坏死。

诊断：肺肉瘤。

★TUM33 肝肉瘤

病历摘要：病史不详。

观察要点：肝脏切面可见多个圆形结节状病灶，直径1～4 cm不等，结节有完整包膜，与周围组织分界清楚，结节呈分叶状，灰黄色，实性，可见明显出血坏死灶。

诊断：肝肉瘤。

★TUM34 角膜神经细胞瘤

病历摘要：病史不详。

观察要点：圆形肿物，直径2.5 cm，质硬，灰白色，有完整包膜，切开呈囊状，囊壁粗糙，囊内可见一2.5 cm×1.5 cm×1.5 cm大小的灰黑色出血灶。

诊断：角膜神经细胞瘤。

★TUM35 皮下神经纤维瘤

病历摘要：病史不详。

观察要点：肿瘤多个，芝麻、绿豆至柑桔大小。有的肿瘤固定、有的肿瘤有蒂，触之柔软而有弹性，似珠样结节，可移动。

诊断：皮下神经纤维瘤。

★TUM36 腹膜后神经纤维瘤

病历摘要：病史不详。

观察要点：肿瘤多发，大小不等，枣至柑橘大小，圆形或卵圆形，质软有弹性，切面实性，灰白色。

诊断：腹膜后神经纤维瘤。

★TUM37 腹膜后神经纤维肉瘤

病历摘要：病史不详。

观察要点：肿瘤多个，直径为 5 ~ 15 cm，圆形或卵圆形，切面灰白色，可伴有出血、坏死。

诊断：腹膜后神经纤维肉瘤。

★TUM38 畸胎瘤

病历摘要：女，28 岁，体检时发现卵巢肿物，手术切除。

观察要点：肉眼已看不到卵巢的正常结构，肿瘤呈囊状，囊壁薄而完整。囊内充满乳白色油脂样物质，切开标本时已流失。囊内壁附着 1 ~ 2 个儿拳大结节状肿块，有软骨（灰白）、脂肪（黄色）、含黏液小囊、脂肪和毛发等成分。

诊断：卵巢囊性畸胎瘤。

（二）切片标本

TUM01 恶性肿瘤细胞异型性（图 5.1）

观察要点：

（1）细胞的多形性：细胞大小、形态不一致。

（2）细胞核的多形性：核大，双核、多核，核分裂现象增多，并出现病理性核分裂象。

（3）胞浆多呈嗜酸性。

诊断：恶性肿瘤细胞异型性。

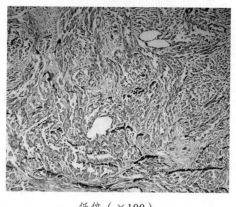
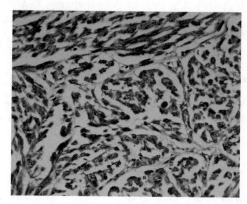

低倍（×100）　　　　　　　　　高倍（×400）

图 5.1

TUM02 恶性肿瘤细胞涂片（图 5.2）

观察要点：

（1）细胞体积较大，圆形、卵圆形或呈梭形、多边形。

（2）核大，核染色质颗粒粗、分布不均匀，核膜厚且厚薄不均。核浆比失常。

诊断：恶性肿瘤细胞涂片。

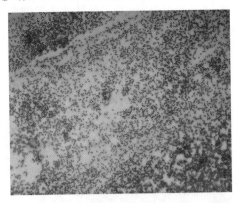 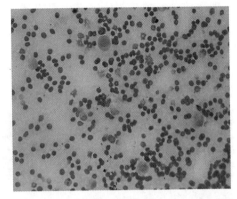

低倍（×100）　　　　　　　　　高倍（×400）

图 5.2

TUM03 皮肤乳头状瘤（图 5.3）

观察要点：镜下见皮肤鳞状上皮过度增生向表面形成许多乳头状突起。乳头表面为过度角化的鳞状上皮，棘细胞层增厚，基底层细胞排列尚整齐。细胞形态和排列结构虽不规则，但仍较为一致，与其发源的皮肤鳞状上皮相似，即分化成熟、无明显异型，外生性生长，肿瘤基底部不浸润深层。乳头中央为含有脉管的纤维组织称纤维脉管束，属肿瘤的间质。片中还可见充血及炎细胞浸润。

诊断：皮肤乳头状瘤。

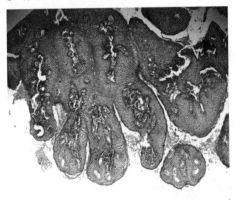 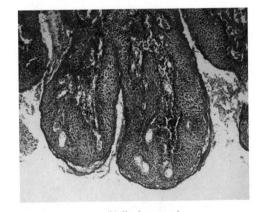

低倍（×40）　　　　　　　　　低倍（×100）

图 5.3

TUM04 鳞状细胞癌 I 级（图 5.4）

病历摘要：切片取自皮肤肿瘤。

观察要点：

（1）肿瘤细胞呈巢状排列（癌巢），并已向深部侵犯至皮肤各层。

47

（2）癌巢大小不等，其外围细胞似基底细胞，胞浆少，核梭形，染色深；癌巢内可见多角形细胞，胞浆丰富，核大、圆形，染色质粗糙，部分有明显核仁，其形态与棘细胞相似；易见病理性核分裂象。部分癌巢中央有成团、层状、红染的角化物质（角化珠）及细胞间桥。

（3）癌巢之间是肿瘤间质（血管、结缔组织和残存的肌组织等），可见少量淋巴细胞浸润。

（4）肿瘤的实质与间质分界清晰。

诊断：鳞状细胞癌Ⅰ级。

思考题：为什么说它是癌而不是肉瘤？说它来源于鳞状上皮的根据是什么？

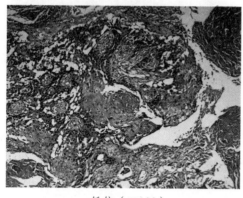 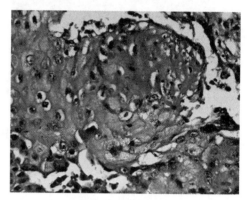

低倍（×100）　　　　　　　　　　高倍（×400）

图 5.4

TUM05 鳞状细胞癌Ⅱ级（图 5.5）

观察要点：

（1）肿瘤细胞呈巢状排列（癌巢）。

（2）癌巢大小不等，无角化珠形成细胞间桥，癌细胞异型性较鳞状细胞癌Ⅰ级明显，病理性核分裂象多，排列紊乱。

（3）癌巢之间是肿瘤间质（血管、结缔组织和残存的肌组织等），可见少量淋巴细胞浸润，实质与间质分界清晰。

诊断：鳞状细胞癌Ⅱ级。

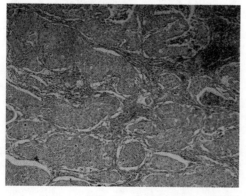 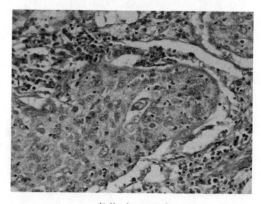

低倍（×100）　　　　　　　　　　高倍（×400）

图 5.5

TUM06 鳞状细胞癌Ⅲ级（图 5.6）

观察要点：

（1）肿瘤细胞呈巢状排列（癌巢）。

（2）癌巢大小不等，无角化珠形成细胞间桥，癌细胞异型性更加明显，核大，深染，病理性核分裂象多，排列紊乱。

（3）癌巢之间是肿瘤间质（血管、结缔组织和残存的肌组织等），可见少量淋巴细胞浸润。实质与间质分界清晰。

诊断： 鳞状细胞癌Ⅲ级。

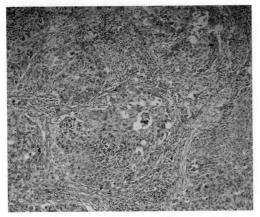
低倍（×100）

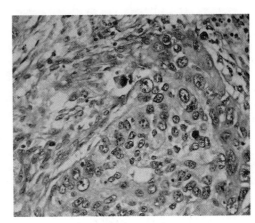
高倍（×400）

图 5.6

TUM07 纤维瘤（图 5.7）

观察要点： 切片取自皮下肿物，全部是肿瘤组织。瘤体周边可见由纤维组织形成的薄层包膜，瘤体由纤维细胞构成，其间有血管及少量的疏松结缔组织形成的间质。瘤组织内的纤维排列成束状，互相编织，纤维间含有细长的纤维细胞。纤维细胞呈长梭形，胞核椭圆，核膜、核仁不清楚，染色质颗粒细，分布均匀。

诊断： 纤维瘤。

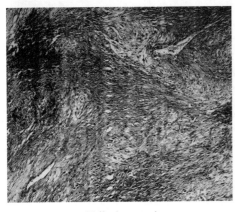
低倍（×100）

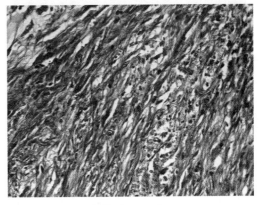
高倍（×400）

图 5.7

TUM08 纤维肉瘤（图5.8）

观察要点：

（1）低倍镜下部分瘤细胞呈束状排列，交错成编织状，而且大部分排列较紊乱。

（2）高倍镜下瘤细胞多呈梭形或不规则形，大小明显不等，单核和多核瘤巨细胞易见；核深染，大小不等。核膜厚，染色质粗糙。核分裂象易见，部分为不对称、多极性等病理性核分裂象。肿瘤细胞间可见少量红染的胶原纤维。

（3）肿瘤细胞间散布一些血管，为肿瘤间质。

诊断： 纤维肉瘤。

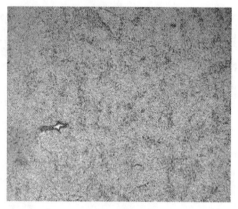 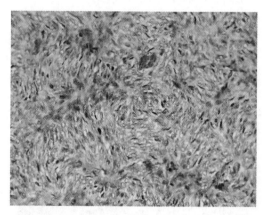

低倍（×100）　　　　　　　　　　　　高倍（×400）

图5.8

TUM09 肠腺瘤（图5.9）

观察要点： 标本为一带蒂的息肉状肿物。镜下见蒂部为正常直肠黏膜，息肉本身由许多大小形状不一的黏膜腺体及少量结缔组织间质所组成，腺体虽大小形状不一，但仍与其发源腺体相似，排列比较规则，腺体的上皮细胞呈柱状，单层，具黏液分泌，排列较整齐，分化成熟无明显异型。无浸润性生长，表面覆盖上皮部分脱落，间质中有炎反应。

诊断： 肠腺瘤。

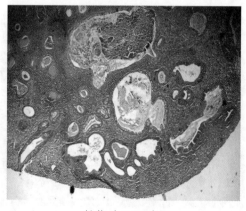 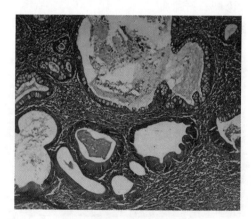

低倍（×100）　　　　　　　　　　　　高倍（×400）

图5.9

TUM10 腺肌瘤（图 5.10）

观察要点：镜下见肌层内有呈岛状分布的子宫内膜腺体与间质，周围的平滑肌与纤维组织呈不同程度的增生，伴有淋巴细胞或嗜伊红细胞的浸润。肌层中的内膜岛距基底层内膜与肌层连接处至少在一个低倍视野以上。

诊断：腺肌瘤。

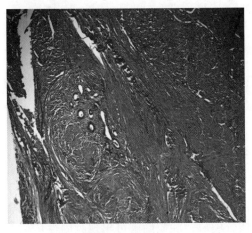 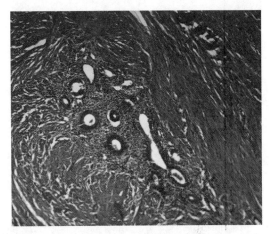

低倍（×100）　　　　　　　　　　　　高倍（×400）

图 5.10

TUM11 移行细胞癌（图 5.11）

观察要点：呈乳头状生长，乳头分支多，乳头中心有纤维血管间质，细胞核排列拥挤，呈毛玻璃状。

诊断：移行细胞癌。

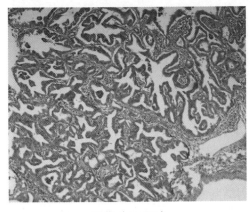 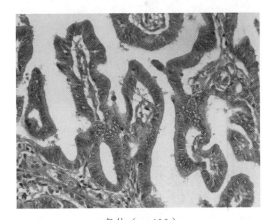

低倍（×100）　　　　　　　　　　　　高倍（×400）

图 5.11

TUM12 淋巴肉瘤（图 5.12）

观察要点：瘤细胞呈弥漫性分布，呈交错排列或漩涡状排列，瘤组织内含较多薄壁血管，瘤细胞体积大，呈梭形或卵圆形，异型性明显，病理性核分裂象多见。

诊断：淋巴肉瘤。

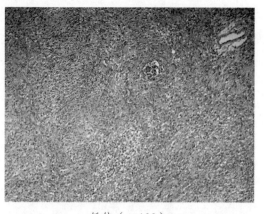 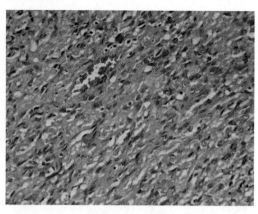

低倍（×100）　　　　　　　　　　　　　高倍（×400）

图 5.12

TUM13 平滑肌肉瘤（图 5.13）

观察要点：瘤细胞丰富，呈弥漫性分布，交错排列，间质血管丰富。肿瘤细胞胞浆嗜酸性，核异型性大，核大，呈空泡状，较多病理性核分裂象，肿瘤细胞可出现凝固性坏死。

诊断：平滑肌肉瘤。

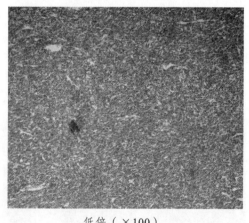 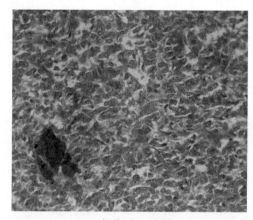

低倍（×100）　　　　　　　　　　　　　高倍（×400）

图 5.13

TUM14 淋巴结转移性结肠腺癌（图 5.14）

病历摘要：切片取自肠系膜淋巴结。该患者因结肠腺癌作手术治疗，术中发现肠系膜淋巴结肿大，互相黏连成团，质地较硬，故取淋巴结作病理活检。请自行观察及描述。

提示：

（1）该切片是什么组织？

（2）有无肿瘤成分？在何处？

（3）肿瘤细胞形态特点如何？对正常组织有何影响？

观察要点：镜下见淋巴结的边缘窦及部分皮质髓质淋巴组织中散在有团块状或条索状的瘤细胞。部分淋巴结正常结构已被肿瘤组织破坏代替，并可见穿透包膜向周围组织蔓延，肿瘤细胞体积较大，形状不一，呈条索状或团块状排列，偶见腺管状排列，核较大深染，可见核分裂象。

诊断：淋巴结转移性结肠腺癌。

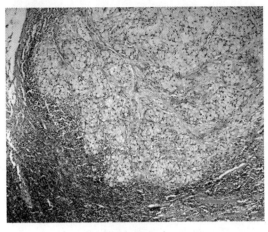

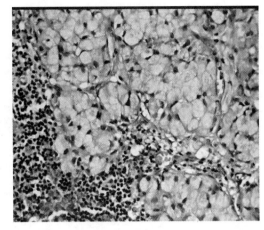

低倍（×100）　　　　　　　　　　　　　　　高倍（×400）

图5.14

四、复习与思考

（1）良性肿瘤和恶性肿瘤有何区别？

（2）什么叫肿瘤的异型性？肿瘤的异型性有哪些表现？

（3）什么叫肿瘤的转移？以胃癌为例说明肿瘤转移的途径有哪些？

（4）鳞状细胞癌癌巢中有"癌珠"意味着什么？

（5）癌与肉瘤有何区别？

（6）什么叫癌前病变？你学过哪些癌前病变？

（7）恶性肿瘤是否有可能逆转为正常组织呢？

（8）在癌的间质中常有大量炎症细胞，它们在肿瘤的发生与发展过程中有什么意义？

五、病例讨论

病例一：

病历摘要：患者，女，40岁，农民。1月前，出现咳嗽、咳带血丝痰，半月前患者感乏力并发热、咳血。四天前患者开始出现声嘶、头痛、头晕、时有神志不清。入院检查：T38 ℃，

P105 次/分，R17 次/分，BP120/80 mmHg，神志不清，瞳孔正常，颈部淋巴结可触及。胸透发现左肺上叶肺不张。血常规：RBC3.8×10^{12}/L，Hb75 g/L，WBC15.8×10^9/L。入院后1周，患者突然感觉左下胸锐痛，左胸浊音，呼吸音降低，胸腔穿刺放出400 mL血性液体，胸水涂片，查见癌细胞。X线显示左胸腔积液，左肺膨胀不全。患者全身情况差，治疗无效而死亡。

尸检：左锁骨上淋巴结肿大，左胸腔内约有350 mL黄色混浊液体。双侧肺门淋巴结均有灰白色瘤组织转移。支气管内有白色黏液和脓性分泌物，左支气管和分支均被瘤组织浸润并且被阻塞。左肺高度萎缩，肺表面及小支气管周围均有瘤组织浸润，左肺上部近边缘处有一脓肿，直径3 cm，右肺也有小的转移性瘤结节。肺门淋巴结和纵隔淋巴结被瘤组织浸润而黏连成块，双侧锁骨上淋巴结也发生转移。

镜检：见圆形或椭圆形分化极差的瘤细胞密布于支气管壁内及周围组织并散布于肺泡、血管和淋巴管内。肝：重1 240 g，表面有略突起的转移性瘤结节，直径最大约0.5 cm，镜下见肝血窦内有多个小的瘤细胞群。脾、胰、肾中均见成群的瘤细胞浸润。

讨论题：

（1）作出完整的病理诊断。

（2）病人为什么会出现声音嘶哑？肺部出现肺不张和肺脓肿应如何解释？

病例二：

病历摘要：唐某，男，50岁，上腹部疼痛15年，常在饭后1~2 h疼痛发作，但近两年疼痛无规律，近半年腹痛加剧，经常呕吐。两个月来，面部及手足浮肿，尿量减少，食欲极差。半小时前排黑色柏油样大便，并呕吐鲜血，突然昏倒，急诊入院。体格检查：消瘦、面色苍白，四肢厥冷，血压：80/40 mmHg，心音快而弱。两腋下及左锁骨上淋巴结显著肿大，质硬。

实验室检查：WBC5×10^9/L，N0.70，L0.25，M0.04。患者入院后出血不止，血压急剧下降，抢救无效死亡。

尸检：全身水肿，两下肢及背部为甚。胸腹腔内分别有500 mL淡黄色澄清液体。胃小弯幽门区有4 cm×5 cm×5 cm肿块一个，质硬，表面出血坏死呈溃疡状。取肿块处胃黏膜做病理检查，镜下见局部正常胃黏膜破坏，异型细胞生长，细胞大，核大，染色深，可见不对称核分裂象，腺上皮增生，腺体大小不一，排列紊乱，异型腺体已穿过黏膜肌层浸润达胃肌层及浆膜。肝大、黄色、质软、油腻，镜下见肝细胞内有大小不等之圆形空泡，核被挤向一侧，无异型性，苏丹Ⅲ染色呈橘红色。肾小管上皮细胞肿大，肾小管腔狭窄，肾小管上皮细胞内布满针尖大小伊红色颗粒。

讨论题：

（1）作出病理诊断，并按病变发展解释患者出现各种临床表现。

（2）肝、肾发生什么病变，分析其原因。

（3）患者死亡原因是什么？

六、常用词汇

tumor/neoplasm	肿瘤
mass	肿块
biological behavior	生物学行为
aggressiveness	侵袭性
benign tumor	良性肿瘤
malignant tumor	恶性肿瘤
cancer	癌症
carcinoma	癌
oncology	肿瘤学
tumorigenic agent	致瘤因子
carcinogen	致癌物
papillary	乳头状
villous	绒毛状
polypoid	结节状
lobular	分叶状
infiltrating	浸润性
ulcerative	溃疡状
cystic	囊状
parenchyma	实质
stroma	间质
differentiation	分化
histological classification	组织学分类
angiogenesis	血管生成
atypia	异型性
architectural atypia	结构异型性
cellular atypia	细胞异型性
tumor giant cell	瘤巨细胞
hyperchromasia	核深染
mitotic figure	核分裂象
anaplasia	间变
adenoma	腺瘤
leiomyoma	平滑肌瘤
squamous cell carcinoma	鳞癌

adenocarcinoma	腺癌
undifferentiated carcinoma	未分化癌
carcinosarcoma	癌肉瘤
invasive	浸润
metastasis	转移
expansile growth	膨胀性生长
exophytic growth	外生性生长
invasive growth	浸润性生长
well-circumscribed	分界清楚
capsule	被膜
compression	挤压
progression	演进
heterogeneity	异质性
direct spreading	直接蔓延
primary tumor	原发肿瘤
secondary tumor	继发肿瘤
lymphatic metastasis	淋巴道转移
hematogenous metastasis	血道转移
implantation metastasis	种植性转移
precancerous disease	癌前病变
atypical hyperplasia	非典型增生

七、参考文献

[1]　李玉林. 病理学. 8 版. 北京：人民卫生出版社，2013.
[2]　刘彤华. 诊断病理学. 北京：人民卫生出版社，2000.
[3]　李玉林. 病理学. 8 版. 北京：人民卫生出版社，2008.
[4]　李玉林. 病理学. 6 版. 北京：人民卫生出版社，2004.
[5]　杨光华. 病理学. 5 版. 北京：人民卫生出版社，2001.

第六章

心血管系统疾病

一、目的要求

（1）掌握动脉粥样硬化的基本病理变化和复合性病变，熟悉动脉粥样硬化的发生、发展过程。

（2）熟悉各主要动脉粥样硬化的病变特点以及对机体的影响，掌握冠心病和心肌梗死的大体形态特点及对机体的影响。

（3）掌握缓进型高血压的病理变化及对机体的影响。

（4）掌握风湿病的基本病变，掌握风湿性心内膜炎的病变及后果，熟悉其与亚急性感染性心内膜的区别和关系，掌握心瓣膜病的病理变化及血液动力学改变。

【本章重点】

1. 动脉粥样硬化的基本病变

（1）脂纹期：动脉内膜上可见黄色斑点和条纹（与动脉长轴平行）。镜下主要为泡沫细胞。

（2）纤维斑块期：肉眼见斑块灰白色、略带光泽、似蜡滴状。镜下斑块表面为一层纤维组织，中央主要为泡沫细胞、脂质和基质。

（3）粥样斑块期：斑块表面为玻变的纤维组织（纤维帽），中央为无定形的红染的坏死崩解物质，内含胆固醇结晶（石蜡切片上为针形或菱形空隙），底部肉芽组织、炎性细胞，中膜层不同程度的萎缩。

（4）复合改变：斑块内出血，粥瘤性溃疡，血栓形成，动脉瘤形成、钙化等。

2. 冠状动脉粥样硬化性心脏病

（1）心绞痛是心肌急性、暂时性缺血、缺氧所出现的临床综合征，分为稳定型、不稳定型、变异型心绞痛。

（2）心肌梗死指持续性缺血而导致的较大范围的心肌坏死，分为心内膜下梗死和透壁性梗死。并发症有心脏破裂、室壁瘤、附壁血栓、心力衰竭和心源性休克等。形态学改变为动态的过程，伴随生化的改变。

（3）冠状动脉性猝死：在夜间睡眠中或在某种诱因（如饮酒、吸烟、劳累等）作用下突然发病而造成的迅速死亡。

3．高血压病

（1）机能紊乱期：表现为全身细动脉和小动脉间歇性痉挛。

（2）动脉病变期：细动脉发生玻璃样变，小动脉内膜的纤维组织和弹力纤维增生。

（3）内脏病变期：心脏的改变为左心室壁肥厚并渐至心室扩张。肾脏表现为大量的肾单位发生萎缩、纤维化，部分肾小球代偿性肥大，肾小管扩张，肉眼上肾脏体积缩小，表面弥漫分布着均匀细小的颗粒，质地变硬，称原发性颗粒性固缩肾。脑的改变为脑出血（内囊、基底节）和脑软化。

4．风湿病基本病理变化

（1）变质渗出期：病变结缔组织发生黏液样变性，胶原纤维发生纤维素样坏死。

（2）增生期：形成风湿小体，中央为纤维素样坏死灶，周围为成堆的风湿细胞，体积大，胞浆丰富，嗜碱性染色，核大，多核，染色质聚集于中央，并向外伸出细丝，横切枭眼状，纵切毛虫状，外围可见少量淋巴细胞和纤维母细胞。

（3）瘢痕期：风湿结节纤维化，形成梭形小瘢痕。

5．风湿性心脏病

（1）风湿性心内膜炎：早期瓣膜闭锁缘上形成粟粒大小、灰白色、半透明、串珠样、单行排列的赘生物（白色血栓），镜下由血小板和纤维素组成。后期赘生物机化，形成瘢痕，造成瓣膜增厚，变硬，失去弹性，瓣膜黏连、卷曲等器质性改变。

（2）风湿性心肌炎：在心肌间质小血管旁形成典型的风湿小体。

（3）风湿性心包炎：表现为脏层心包的浆液纤维素性炎，形成绒毛心。

6．细菌性心内膜炎

（1）急性细菌性心内膜炎：病变发生在本来正常的心内膜上。瓣膜上形成的赘生物富含细菌菌落，质软灰黄，易脱落，瓣膜易穿孔。

（2）亚急性细菌性心内膜炎：发生在已有病变的瓣膜上。赘生物大小不等，单个或多个，呈息肉状或菜花状，干燥质脆，易脱落，进一步导致瓣膜损害，还可致败血症和动脉栓塞。

7．心瓣膜病

（1）瓣膜口狭窄指瓣膜口在开放时不能充分张开，造成血流通过障碍。形态改变是相邻瓣膜之间发生黏连，瓣膜增厚，弹性减退，瓣膜环硬化或缩窄。

（2）瓣膜关闭不全指心瓣膜关闭时不能完全闭合，使一部分血液发生返流。形态改变是瓣膜增厚、变硬、卷曲、缩短，瓣膜变形，腱索增粗、缩短和黏连。

二、实习内容

大体标本		切片标本	
★CSD01	主动脉粥样硬化	CSD01	动脉粥样硬化
★CSD02	高血压性心脏病	CSD02	风湿性心肌炎
★CSD03	靴形心		
★CSD04	风湿性心内膜炎		

（一）大体标本

★CSD01　主动脉粥样硬化

病历摘要： 男，51岁，被人发现死在屋内床上。

观察要点：

（1）腹主动脉已切开，内膜可见多处病灶，呈点状、小条状或隆起斑块，斑块多呈圆形或椭圆形，颜色呈灰黄色或灰白色，有的互相融合成不规则形。

（2）有的斑块破裂而成溃疡，有的标本可见血栓附着。

（3）病变处动脉壁切面呈层状，其中夹有灰黄色物质。

（4）主动脉内膜可见小条状或斑块状灰黄色粥样硬化斑。

诊断： 主动脉粥样硬化。

★CSD02　高血压性心脏病

病历摘要：

标本 A，尸检号 137，男，76岁，患高血压病多年，曾因心力衰竭数次入院留医。此次又因心跳、气促、咳嗽、呼吸困难、不能平卧入院。死于心力衰竭。

标本 B，尸检号 309，男，64岁，发作性咳嗽 50 年，一个多月来症状加剧，并有呼吸困难及全身浮肿，血压 198/120 mmHg。死于心力衰竭。

观察要点：

（1）心脏增大（标本 B 重 500 g），左心室显著增厚，达 1.5 cm，乳头肌及肉柱增粗。

（2）瓣膜略增厚。

诊断： 高血压性心脏病。

★CSD03　靴形心

病历摘要： 不详。

观察要点：

（1）左心室腔显著扩大，肉柱变扁平。

（2）主动脉瓣增厚及变形，但无黏连。

诊断：主动脉瓣狭窄。

★CSD04 风湿性心内膜炎

病历摘要：病史不详。

观察要点：二尖瓣闭锁缘（心房面）见排列成串、粟粒大小的赘生物附着，呈疣状突起，灰白色，附着牢固，不易脱落。二尖瓣无增厚，腱索无增粗或缩短。

诊断：二尖瓣急性风湿性疣状心内膜炎。

（二）切片标本

CSD01 主动脉粥样硬化（图 6.1）

观察要点：

（1）肉眼观察主动脉管壁，管壁间淡染区为粥样物。

（2）镜下在动脉内膜可见淡染无结构的粥样物质，表面为红染的均质状玻璃样变性的纤维帽，在粥样物边缘内膜纤维组织间可见多量胞浆丰富淡染吞噬脂质的泡沫细胞，泡沫细胞散在或成堆分布。

（3）外膜小血管扩张充血，见少量炎细胞浸润。

诊断：主动脉粥样硬化。

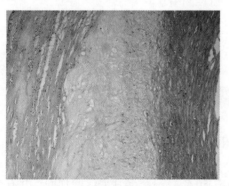 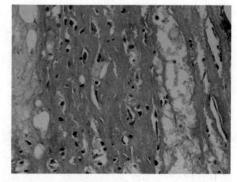

低倍（×100）   高倍（×400）

图 6.1

CSD02 风湿性心肌炎（图 6.2）

观察要点：在心肌间质内尤其在血管周围，有一些梭形细胞团，即风湿小体（也称为 Achoff body），其中心部为纤维蛋白样坏死灶，周围有各种细胞成分：

（1）Anitschkow 细胞：胞浆丰富，嗜碱性，核大，呈卵圆形、空泡状。核膜增厚深染，染色质集中于核的中央，核的横切面如枭眼；纵切面，染色质状如毛虫。

（2）Aschoff 巨细胞：含有 1~4 个泡状核，与 Anitschkow 细胞相似，胞浆嗜碱性。

（3）少量的组织细胞、淋巴细胞、浆细胞和个别的中性粒细胞。

诊断： 风湿性心肌炎。

思考： 风湿小体在心肌中出现可引起哪些临床症状和体征？病变结局如何？

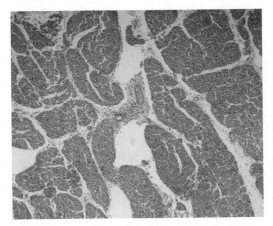 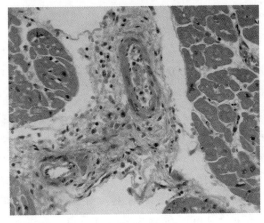

低倍（×100）　　　　　　　　　　　　高倍（×400）

图 6.2

三、复习与思考

（1）简述高血压的病变特点及心、肾、脑、视网膜的病变及临床病理联系。

（2）简述动脉粥样硬化的基本病变。

（3）简述冠心病的类型及心绞痛、心肌梗死的病变特点。

四、病例讨论

病例一：

病历摘要：李某，男，50 岁，半年前，背米时突然感觉心前区疼痛，同时感左上臂、左肩疼痛，伴气急、肢体冷、面色苍白，出冷汗，经治疗休息后缓解。但每当劳累后，心前区疼痛等上述症状时有发生。数周前上五层楼后，心前区剧痛，冷汗淋漓，后出现呼吸困难、咳嗽、咳粉红色泡沫痰等症状，听诊两肺湿性罗音。今早晨解大便时，突然昏倒，神志不清，经抢救无效，次日死亡。

尸检：左心室肥大，左心室前壁有多个不规则白色瘢痕灶，其心内膜面有一拇指大附壁血栓。左冠状动脉前降支粥样硬化，其内血栓形成，血管腔闭塞。大脑左半球内小动脉粥样硬化，小动脉瘤形成。左侧内囊，见桃核大坏死灶（软化灶）一个，并见大量出血。双肺体积增大，切面可见泡沫状液体自切面溢出。

讨论题：
（1）对本病例应作何诊断？
（2）请按病变发展过程、结合尸检所见，解释上述各种临床表现。
（3）患者的死亡原因是什么？

病例二：

病历摘要：赵某，女，32岁，心悸、气急、不能平卧1年，症状加重1周。患者幼时扁桃体经常发炎、发热。12岁时出现两膝关节红肿疼痛，以后肩、髋、踝关节也相继肿痛，呈游走性，反复发作，伴发热。当时医院检查抗"O"增高，血沉加快。两周后又出现心悸，活动后加重，经治疗后有所好转。20年来这些症状时好时发，且日渐加重，紫绀明显。近半年来出现夜间端坐呼吸，不能平卧。1周前心悸、气促加剧，伴少尿、腹胀、双下肢浮肿入院。体格检查：半卧位，两颊暗红，紫绀，P115次/分，R30次/分，Bp105/60 mmHg，体温正常，两下肢浮肿，右下肢为甚，且左下肢呈暗红色。心尖搏动在左锁骨中线第五肋间外2 cm处，心前区闻及Ⅲ级收缩期杂音和Ⅱ级舒张期杂音，两肺下叶闻及湿性罗音，以左下叶为甚。肝右肋下4 cm，质地中等，有压痛。患者住院后虽经积极治疗，但症状未见改善，昨日起床去厕所，突然气急、紫绀加重，并发生休克，抢救无效死亡。

尸检：（1）二尖瓣狭窄及关闭不全，左右心均扩大；（2）左肺见多处楔形实变区（灰红色）；（3）右肾有一楔形灰白色凹陷病灶；（4）肝、脾、肺淤血；（5）右下肢股静脉血栓形成；（6）肺动脉主干的左分支内有4 cm长，直径1 cm的血栓；（7）左心房后壁内膜粗糙，有瘢痕。

讨论题：
（1）对该病例作出病理诊断。
（2）以病理变化解释患者的各种症状及体征。
（3）患者死亡原因是什么？

病例三：

病历摘要：张某，男性，62岁，因突然昏迷21h而入院。患者10年前发现有高血压，血压180~250/100~120 mmHg。近年来常感心悸，尤以体力活动时显著。近半个月来常觉后枕部头痛、头晕、四肢发麻。今晨上厕所时突然跌到，不省人事，左侧上下肢不能活动并有小便失禁。体格检查：T38 ℃，P60次/分，Bp210/120 mmHg。神志昏迷，呼吸深沉，鼾声大，面色潮红，左侧鼻唇沟较浅。颈项强直。心尖搏动明显，呈抬举样，心浊音界向左略扩大，心律齐，主动脉瓣第二心音亢进。左侧上下肢呈弛缓性瘫痪，腱反射消失。实验室检查：WBC18.5×10⁹/L，N0.80，L0.20。尿：蛋白（＋＋），红细胞（＋），管型（＋），脑脊液呈血性。入院后给予吸氧、降压药、脱水剂及止血药等治疗，疗效不明显，患者昏迷不断加深，继之呼吸不规则，终因呼吸、心跳停止而死亡。

尸检：脑右侧内囊处可见3 cm×2 cm×2 cm血肿，局部脑组织坏死、出血，脑室内见大量凝血块，脑桥、中脑部分区域亦可见出血灶。心脏增大约为死者右拳1.5倍，左心室壁显著增厚，乳头肌增粗。镜检：心肌纤维明显变粗，核亦增大。两肾体积缩小，表面呈细颗粒状，切面皮质变薄，皮髓质分界不清。镜检：入球小动脉及肾小球玻璃样变，肾小管萎缩、消失，残留肾小球及肾小管代偿性肥大。肾间质纤维组织增生，散在淋巴细胞浸润。脾中央动脉玻璃样变。

讨论题：

（1）该病例患的是什么病？死亡原因是什么？

（2）请对心脏病变作出诊断，并指出其相应的症状和体征。

（3）肾脏病变与高血压的关系如何？

五、常用词汇

Atherosclerosis, AS	动脉粥样硬化
hyperlipidemia	高脂血症
hypertension	高血压
diabetes	糖尿病
foam cell	泡沫细胞
fatty streak	脂纹
fibrous plaque	纤维斑块
atheromatous plaque	粥样斑块
aneurysm	动脉瘤
coronary atherosclerosis	冠状动脉粥样硬化症
coronary heart disease, CHD	冠状动脉性心脏病
angina pectoris	心绞痛
myocardial infarction, MI	心肌梗死
benign hypertension	良性高血压
arteriolosclerosis	细动脉硬化
concentric hypertrophy	向心性肥大
eccentric hypertrophy	离心性肥大
hypertensive heart disease	高血压性心脏病
primary granular atrophy of the kidney	原发性颗粒性固缩肾
hypertensive encephalopathy	高血压脑病

hypertensive crisis	高血压危象
softening of brain	脑软化
cerebral hemorrhage	脑出血
accelerated hypertension	急进性高血压
rheumatism	风湿病
rheumatic fever	风湿热
Aschoff cell	风湿细胞
Aschoff body	风湿小体
rheumatic endocarditis	风湿性心内膜炎
rheumatic myocarditis	风湿性心肌炎
rheumatic pericarditis	风湿性心外膜炎
infective endocarditis	感染性心内膜炎

六、参考文献

[1] 李玉林. 病理学. 8 版. 北京：人民卫生出版社，2013.
[2] 李玉林. 病理学. 6 版，北京：人民卫生出版社，2004.
[3] 杨光华. 病理学. 5 版，北京：人民卫生出版社，2001.
[4] 李甘地. 病理学. 北京：人民卫生出版社，2001.

第七章

呼吸系统疾病

一、目的要求

（1）掌握大叶性肺炎及小叶性肺炎的病理变化、临床病理联系、并发症及二者的不同。

（2）掌握慢性支气管炎、肺气肿及肺心病的病理变化及其之间的关系。

（3）掌握肺癌的大体和组织学类型及其形态特征。

（4）了解支气管扩张的病理变化。

【重点内容】

1. 大叶性肺炎

典型的大叶性肺炎可分为 4 期：

（1）充血水肿期：肺泡壁毛细血管扩张充血，肺泡腔内充满浆液。肉眼观可见挤压出淡粉色液体。

（2）红色肝样变期：肺泡壁毛细血管扩张充血，肺泡腔有较多纤维素、中性粒细胞及红细胞。肉眼观呈暗红色，质实如肝。

（3）灰色肝样变期：肺泡壁毛细血管受压变窄，肺泡腔内充满大量网状的纤维素及中性粒细胞。肉眼观呈灰白色，质实如肝。

（4）溶解消散期：纤维素溶解，肺泡壁毛细血管恢复正常，挤压有黄色脓样液体溢出。

2. 小叶性肺炎

以细支气管为中心的化脓灶散在于病变肺组织中，呈灰红或灰黄色实变区，相当于肺小叶大小。镜下见细支气管上皮变性、坏死、脱落，管壁充血水肿，中性粒细胞浸润，管腔内有脓性渗出物。周围肺泡腔内充满脓性渗出物。

3. 慢性阻塞性肺病

一组以肺实质与小气道受到病理损害而导致慢性不可逆性气道阻塞、呼气阻力增加、肺功能不全为共同特征的肺疾病统称为慢性阻塞性肺病。

4. 慢性支气管炎

慢性支气管炎病理变化：

（1）气管支气管黏膜上皮损伤、修复及鳞状上皮化生。

（2）黏膜下腺体肥大增生，黏液腺化生及腺体萎缩。

（3）管壁充血水肿，慢性炎细胞浸润。

（4）晚期平滑肌、弹力纤维及软骨萎缩、纤维化、钙化甚至骨化。

5. 肺气肿

肺气肿是呼吸细支气管以远的末梢肺组织因残气量增多而呈持久性扩张，并伴有肺泡间隔破坏以致肺组织弹性减弱，容积增大的一种病理状态。

6. 肺气病

肺心病可由支气管和肺部疾病、胸廓运动障碍性疾病、肺血管病变引起。病理改变主要为肺血管病变造成肺动脉高压，心脏病变主要是继发于肺动脉高压的右心室肥厚、扩大。临床主要表现为右心衰竭、体循环淤血。

7. 支气管扩张症

肉眼观病变支气管呈圆柱状、梭形或囊状扩张，腔内常含有大量脓性渗出物。镜下见支气管壁呈慢性炎性改变常伴有化脓。管壁平滑肌、弹力纤维及软骨破坏，管腔扩张。

8. 硅 肺

硅肺沉着症因长期吸入游离二氧化硅粉尘引起的一种职业病。基本病理改变是硅结节形成和弥漫性肺纤维化，分为三期，主要并发症有肺结核、肺感染、肺心病、肺气肿和自发性气胸。

9. 肺 癌

肺癌大体可分为中央型、周围型及弥漫型等3种。镜下有鳞癌、腺癌、细支气管肺泡癌小细胞癌及大细胞癌（巨细胞癌、透明细胞癌）等类型。

二、实习内容

大体标本		切片标本	
★RSD01	大叶性肺炎	RSD01	大叶性肺炎
★RSD02	肺肉质变	RSD02	小叶性肺炎
★RSD03	小叶性肺炎	RSD03	慢性支气管炎
★RSD04	肺真菌感染	RSD04	尘 肺
★RSD05	慢性支气管炎		
★RSD06	支气管扩张		
★RSD07	肺气肿		
★RSD08	硅 肺		
★RSD09	喉 癌		
★RSD10	肺 癌		

（一）大体标本

★RSD01 大叶性肺炎

病历摘要：男，45岁，发冷发热、流鼻涕、全身酸痛，入院前出现神志不清、颈强直、抽搐，住院抢救1天无效死亡。

观察要点：
（1）肺叶肿大，变实。
（2）病变肺叶的切面普遍呈灰黄色，质实、干燥，有灰黄色细小颗粒凸起。

诊断：大叶性肺炎（灰色肝样变期）。

★RSD02 肺肉质变

病历摘要：男，30岁，气促、呼吸困难2月余，并逐渐加重。2年前曾患大叶性肺炎。

观察要点：肺组织呈褐色，质地较实，似肉样外观。

诊断：肺肉质变。

★RSD03 小叶性肺炎

病历摘要：不详。

观察要点：
（1）肺切面散在分布多个粟粒至米粒大小的病灶，局部可见密集病灶。
（2）切面较光滑，无细颗粒凸起，部分肺组织仍可见暗黑色充气区域。
（2）病灶多分布于细支气管周围（部分已融合）。
（3）肺膜未见炎症反应。

诊断：小叶性肺炎（支气管肺炎）。

★RSD04 肺真菌感染

病历摘要：男，3个月，发热、咳嗽2天，气促、呼吸困难入院。呼吸急促，鼻翼翕动，口唇发绀。

观察要点：肺叶轻度肿大，充血，质地较实，切面有泡沫状液体流出。

诊断：肺真菌感染。

★RSD05 慢性支气管炎

病历摘要：男性，70岁，烟龄50年。反复咳嗽、咳痰35年，起初较轻后逐渐加重，多于冬春季发作，每年持续约3个月。咳嗽、咳痰以晨起或晚间睡觉前明显，咳白色泡沫痰。体查：双肺呼吸音稍低。胸片示：双肺纹理增多。

观察要点：
（1）病变始于较大支气管，逐渐累及较小支气管和细支气管。
（2）病变支气管壁增厚，黏膜粗糙，支气管管腔狭窄。

诊断：慢性支气管炎。

★ RSD06 支气管扩张

病历摘要：不详。

观察要点：

（1）肺切面见支气管呈囊状、圆柱状或不规则扩张。

（2）支气管管壁增厚，且厚薄不一。

（3）病变支气管及周围肺组织有较多灰白色的纤维组织条索。

诊断：支气管扩张症。

★ RSD07 肺气肿

病历摘要：

标本 A，男，59 岁，有 14 年慢性咳嗽史，2 年来反复心悸、气促及浮肿。

标本 B，男，49 岁，患者在水泥厂工作 20 余年，10 多年前咳嗽、气喘，死于心力衰竭。

观察要点：

（1）肺叶肿大。

（2）肺切面均呈蜂窝状，其中分布着一些较大（如绿豆至黄豆大小）的小囊泡。

诊断：肺气肿。

★ RSD08 硅肺

病历摘要：男，35 岁，矿山钻工工人。咳嗽、呼吸困难 1 年。口唇、甲床发绀、活动时呼吸急促。胸片见两肺大量条索状阴影。

观察要点：肺体积增大，质地致密，切面见肺膜增厚，全肺布满灰白色米粒大小或蚕豆大小的质硬小结节，有的相互融合，肺组织有弥漫性纤维组织和多量炭末沉积。肺门淋巴结肿大，并有灰白色小结节。

诊断：硅肺。

★ RSD09 喉癌

病历摘要：男，62 岁，声音嘶哑，咽部异物感半年，近月余呼吸困难，吞咽障碍伴喉鸣、气促。颈部肿块和颈淋巴结肿大。

观察要点：声门处有一直径约 2 cm 的菜花样肿物，表面有溃烂出血，基底部宽，与周围组织分界不清。

诊断：喉癌。

★ RSD10 肺癌

病例一：

病历摘要：女，发热、咳血痰 5 个多月，呼吸困难加重 10 多天，明显消瘦。

观察要点：

（1）肺表面粗糙，肺叶肿大。

（2）切面靠近肺门处可见病灶（请自行描述），中央出血、坏死。

（3）肺门、支气管旁、纵隔淋巴结肿大，有的已融合，切面见灰白色小灶。

诊断：中央型肺癌。

病例二：

病历摘要：标本 A，男，62 岁，30 天前咳嗽伴血丝痰，X 线检查可能为肺癌，经手术切除。

标本 B，男，70 岁，咳嗽、咳血 5 个月，伴胸痛，X 线检查为肺癌，经手术切除。

观察要点：切面见肺叶周边有一个或多个灰白色、圆形或椭圆形的癌结节，肿块粗糙，边界不清。

诊断：周围型肺癌。

病例三：

病历摘要：男，35 岁，两年前曾患胸膜炎住院，1 年前起咳嗽，痰中带血，日渐消瘦。1 月前出现左胸痛、气促，死于呼吸功能衰竭。

观察要点：
（1）肺叶肿大，大部分变实。
（2）切面见多数灰白色、质地粗糙、边界不清的斑片状病灶。
（3）病变组织中仍可见一些小血管及小支气管，部分已受破坏。
（4）肺膜不均匀增厚。

诊断：弥漫型肺癌。

（二）切片标本

RSD01 大叶性肺炎（图 7.1）

观察要点：
（1）接目镜观察，肺组织全部实化，肺泡的轮廓隐约可见。
（2）肺泡腔扩张，其中充满炎性渗出物，主要为纤维素、红细胞中性粒细胞及少量巨噬细胞（部分细胞的胞质中吞噬了棕黑色碳尘颗粒）。一些地方见纤维素通过肺泡孔（Cohn 氏孔）现象。
（3）肺泡壁内亦可见中性粒细胞浸润，部分毛细血管明显充血，部分毛细血管充血消退，肺泡壁变薄。

诊断：大叶性肺炎。

思考题：（1）请从该片镜下改变解释大叶性肺炎肉眼特点。
（2）镜下如何与小叶性肺炎相区别？
（3）请注意肺泡壁毛细血管有何改变？胸膜表面是否也可见纤维蛋白渗出？

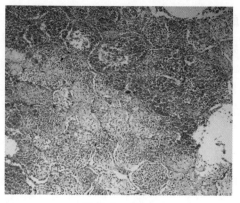 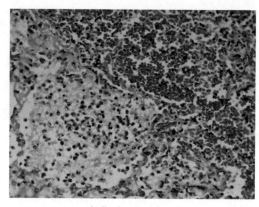

低倍（×100） 　　　　　　　　　　 高倍（×400）

图 7.1

RSD02 小叶性肺炎（图 7.2）

观察要点：

（1）接目镜观察，肺组织中见多个大小不等的实变病灶，病灶之间的肺泡仍充气。

（2）病灶内的细支气管壁血管扩张充血，中性粒细胞、单核细胞浸润，管腔内有大量脱落的上皮细胞及渗出的中性粒细胞（多已坏死）堆积。

（3）病灶中肺泡壁毛细血管扩张充血。病灶各处肺泡腔内渗出成分不一（请自行描述）。

（4）间质小静脉充血，病灶间肺泡腔扩张（代偿性肺气肿）。

诊断：小叶性肺炎。

思考题：镜下小叶性肺炎与肺脓肿有何异同？

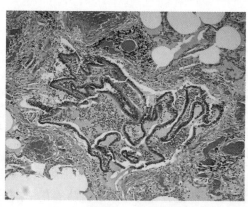 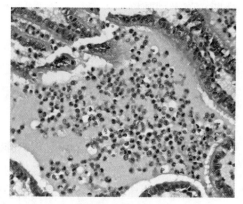

低倍（×100） 　　　　　　　　　　 高倍（×400）

图 7.2

RSD03 慢性支气管炎（图 7.3）

观察要点：

（1）支气管腔扩张，支气管内有脓性渗出物和黏液分泌物，有时可见黏液脓栓样结构。

（2）部分支气管上皮有破坏、脱落，部分支气管上皮有鳞状上皮化生，部分支气管壁中膜平滑肌、弹力纤维、软骨可有破坏。

（3）支气管壁增厚，纤维结缔组织增生，腺体增生肥大。支气管壁可见散在或灶状炎细胞浸润，以单核细胞、淋巴细胞为主。

（4）支气管周围肺组织有肺气肿变化。

诊断：慢性支气管炎。

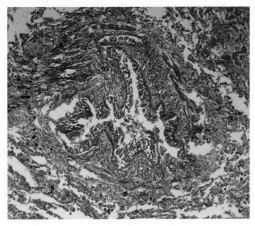

低倍（×100）　　　　　　　　　　高倍（×400）

图 7.3

RSD04 尘肺（图 7.4）

观察要点：

（1）肺组织内可见硅结节形成以及弥漫性间质纤维化。

（2）其内可见较多成簇分布的、大小不等的黑色硅尘颗粒。

（3）部分肿瘤组织呈片状坏死。

（4）硅结节内可见巨噬细胞、成纤维细胞、纤维细胞以及胶原纤维。成纤维细胞、纤维细胞和胶原纤维呈同心层状排列。

诊断：尘肺。

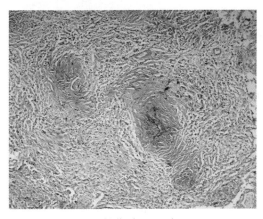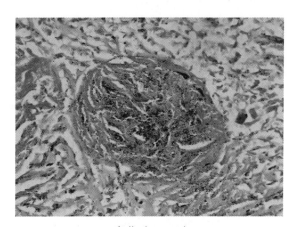

低倍（×100）　　　　　　　　　　高倍（×400）

图 7.4

三、复习与思考

你学过的疾病中哪些可以引起肺心病？机理如何？

四、病例讨论

病例一：

病历摘要：患者，男性，4岁，发热、咳嗽、咳痰10天，近两天加重，并出现哮喘。体格检查：T39 ℃，P160次/分，R25次/分。患儿呼吸急促、面色苍白、口唇发绀、精神萎靡、鼻翼扇动，双瞳孔等大等圆，颈软。双肺散在中、小水泡音，心音钝，心律齐。实验室检查：WBC21×10⁹/L，N0.78，L0.17。X线检查：左、右肺下叶可见灶状阴影。临床诊断：小叶性肺炎，心力衰竭，入院后曾肌内注射青霉素、链霉素，静脉输入红霉素等，病情逐渐加重，治疗无效死亡。

尸检：左、右肺下叶背部散在实变区，切面可见散在粟粒至蚕豆大小不整形灰黄色病灶。

镜检：病灶中可见细支气管壁充血并有中性粒细胞浸润，管腔中充满大量中性粒细胞及脱落的上皮细胞，其周围肺泡腔内可见浆液和炎症细胞。

讨论题：

（1）临床诊断是否正确？根据是什么？

（2）患者死因是什么？

病例二：

病历摘要：患者刘××，男性，68岁，因心悸、气短、腹胀、双下肢浮肿5天来院就诊。10年来病人经常出现咳嗽、咳痰，尤以冬季为甚。近5年来，自觉心悸、气短、活动后加重，有时双下肢浮肿，但经过休息可以缓解。5天前因受凉病情加重，出现腹胀，不能平卧。病人有吸烟史48年。

体格检查：病人端坐呼吸，神智清楚，口唇紫绀，颈静脉怒张，桶状胸，心音遥远，肝脏下缘在右锁骨中线肋缘下4 cm，剑突下8 cm，脾脏在肋缘下可以触及，腹部叩诊可听见移动性浊音，双下肢凹陷性浮肿。

实验室检查：WBC12.0×10⁹/L，PaO₂74 mmHg，PaCO₂60 mmHg。

讨论题：

（1）根据学过的病理学知识，为该病人作出诊断，并提出诊断依据。

（2）试分析病人患病的原因和疾病的发展演变过程。

病例三：

病历摘要：患者王某，男性，59岁，10天前因高热3天前入院。入院前4个月，病人有咳嗽，痰中带血，尔后出现胸闷、气短，食欲不振，明显消瘦，并时有低热。于入院前3天突发寒颤高热，体温维持在38～40 ℃之间。既往身体健康，吸烟37年。体格检查：T38 ℃，

P92 次/分，R26 次/分，神志清楚，急性病容。皮肤可见出血点，脾脏肿大。左锁骨上可触及直径 1～2 cm 的淋巴结 4 枚，质地硬，无压痛。实验室检查：Hb68 g/L，WBC26×10^9/L，N0.98。胸部拍片显示左肺下叶主支气管阻塞，近肺门处可见 5 cm×6 cm 大小的致密阴影，左肺下叶内可见一直径 4 cm 的空洞。入院后进行积极抗感染治疗，但病情没有缓解。24 小时前心率增快，脉搏细弱，血压下降，后陷入昏迷，经抢救无效死亡。

尸检：老年男尸，明显消瘦，皮色苍白，前胸及四肢皮肤可见多数出血点，左锁骨上淋巴结肿大，质地较硬。双下肢凹陷性浮肿。（1）肺：肉眼见左肺门处有一不规则肿块 6 cm×5 cm×5 cm，质硬，切面灰白色。镜检：肿块由异常增生的细胞构成，细胞呈巢状排列，肿瘤细胞体积较大，巢周围细胞呈短梭形，中间呈不规则形，病理性核分裂象多见，可见单个细胞角化，巢间为纤维组织。（2）肝脏：肉眼见包膜紧张，切面外翻，右叶被膜下见 3 个直径 2.5 cm 的灰白色结节，中心可见坏死出血。镜检：灰白色圆形结节的组织结构与肺门肿块相同。（3）肾脏：肉眼可见被膜下有多数小脓点。镜检：可见肾小管上皮细胞肿胀，内含大量红染颗粒，皮质和髓质内可见多数小脓点。

讨论题：
（1）分析该病人患有哪些疾病？并找出诊断依据。
（2）根据病史分析各种疾病的相互关系。

五、常用词汇

pneumonia	肺炎
Lobar pneumonia	大叶性肺炎
pulmonary carnification	肺肉质变
lobular pneumonia	小叶性肺炎
bronchopneumonia	支气管肺炎
chronic obstructive pulmonary disease, COPD	慢性阻塞性肺疾病
chronic bronchitis	慢性支气管炎
bronchial asthma	支气管哮喘
bronchiectasis	支气管扩张
pulmonary emphysema	肺气肿
bullae	肺大泡
pneumoconiosis	尘肺
silicosis	硅肺
silicotic nodule	硅结节
chronic cor pulmonale	慢性肺源性心脏病
nasopharyngeal carcinoma	鼻咽癌
carcinoma of the lung	肺癌

六、参考文献

[1] 李玉林. 病理学. 7 版，北京：人民卫生出版社，2008.
[2] 李玉林. 病理学. 6 版，北京：人民卫生出版社，2004.
[3] 杨光华. 病理学. 5 版，北京：人民卫生出版社，2001.
[4] 李甘地. 病理学. 1 版，北京：人民卫生出版社，2001.
[5] 成令忠. 组织学与胚胎学. 4 版，北京：人民卫生出版社，1994.
[6] 吴在德. 外科学. 5 版. 北京：人民卫生出版社，2001.
[7] 刘彤华. 诊断病理学. 北京：人民卫生出版社，2000.
[8] 王吉耀. 内科学. 北京：人民卫生出版社，2001.

第八章

消化系统疾病

一、目的要求

（1）掌握消化性溃疡的形态特征及常见并发症。

（2）掌握病毒性肝炎的基本病变、临床病理类型及其形态特征。

（3）掌握肝硬化的概念、常见类型及形态特征，门脉性肝硬化的病变及其临床病理联系。

（4）掌握原发性肝癌的大体类型及组织学类型。

（5）掌握消化管癌的大体类型和组织学类型。

【重点内容】

1. 溃疡病

好发部位：胃溃疡多位于胃小弯近幽门处，十二指肠溃疡多位于球部。大体特点：溃疡近圆形，一般小于 2 cm，较深，边缘整齐，溃疡周围黏膜呈放射状。组织学特点：分为炎性渗出层、坏死组织层、肉芽组织层及瘢痕层四层。并发症：出血、穿孔、幽门梗阻及恶变。

2. 病毒性肝炎

基本病变：（1）肝细胞变性、坏死以细胞水肿（胞浆疏松化和气球样变）为主，可见嗜酸性变、坏死表现为溶解坏死及嗜酸性小体形成。（2）肝细胞再生，kupffer 氏细胞增生及间质纤维组织增生。（3）以淋巴细胞、单核细胞为主的慢性炎细胞浸润。

临床分型及特点：（1）急性普通性肝炎，以肝细胞广泛变性为主，坏死较轻。（2）慢性持续性肝炎，肝细胞变性坏死均较轻，kupffer 细胞增生，慢性炎细胞浸润明显，有时可见汇管区因纤维组织增生而增大。（3）慢性活动性肝炎，肝细胞变性坏死较急性时重，出现桥接坏死及碎片状坏死，且纤维组织增生明显。（4）急性重型肝炎，大片肝细胞坏死，无肝细胞再生现象。（5）亚急性重型肝炎，即有大片肝细胞溶解坏死，又有肝细胞结节状再生。

3. 肝硬化

由多种原因引起的肝细胞变性、坏死继而出现纤维组织增生及肝细胞再生，三者反复交替进行，使正常肝小叶结构和血液循环被破坏和改建，肝体积变小、质地变硬，称为肝硬化。

广泛增生的纤维组织将肝小叶分割包绕成大小不等、圆形或椭圆形肝细胞团即假小叶。

门脉性肝硬化的病变和临床病理联系：肉眼：体积缩小，重量减轻至 1 000 g，硬度增加，表面小结节状（>1 cm），切面呈结节状，大小一致，其间为增生的纤维条索薄而较均匀，整个肝脏弥漫受累。镜下：假小叶形成。临床表现为门脉高压症及肝功能不全。

门脉性肝硬化与坏死后肝硬化的区别：前者结节大小较一致，一般不超过 1 cm，纤维间隔宽窄也较一致；后者结节大小不一，且较大，纤维间隔宽窄不一。

门脉高压症是门脉性肝硬化的主要临床表现，包括脾大、胃肠道淤血、腹水及侧支循环形成（食道下静脉、胃冠状静脉曲张——呕血，痔静脉丛曲张——黑便，腹壁浅静脉曲张——"海蛇头"）等。肝功能不全的表现：肝实质长期反复受破坏引起。① 激素灭活作用减弱：肝掌、蜘蛛痣、睾丸萎缩、月经不调、闭经或不孕等。② 合成凝血因子、蛋白质合成障碍，脾亢：出血倾向如鼻衄，牙龈出血，黏、浆膜出血，皮下淤斑等。③ 胆红素代谢障碍：黄疸。④ 解毒下降：肝性脑病。

4. 胃 癌

好发部位与胃溃疡相同，大体上可分为息肉型、溃疡型及浸润型。组织学类型有管状腺癌、实体癌及黏液癌等。在大体上恶性溃疡需与良性溃疡进行鉴别。

二、实习内容

大体标本		切片标本	
★DSD01	胃黏膜出血	DSD01	慢性胃溃疡
★DSD02	慢性萎缩性胃炎	DSD02	急性重型肝炎
★DSD03	慢性肥厚性胃炎	DSD03	门脉性肝硬化
★DSD04	结肠多发性息肉	DSD04	胆汁性肝硬化
★DSD05	肠套叠	DSD05	食道鳞癌
★DSD06	慢性活动性肝炎	DSD06	原发性肝细胞癌
★DSD07	肝硬化		
★DSD08	慢性胆囊炎		
★DSD09	胆囊炎伴结石		
★DSD10	肝内胆管结石		
★DSD11	胰腺炎		

大体标本		切片标本
★DSD12	食管癌	
★DSD13	贲门癌	
★DSD14	胃溃疡恶变	
★DSD15	胃癌（浸润型）	
★DSD16	胃癌（溃疡型）	
★DSD17	小肠癌	
★DSD18	盲肠癌	
★DSD19	结肠息肉癌变	
★DSD20	结肠癌	
★DSD21	结肠管状腺癌	
★DSD22	直肠多发性息肉恶变	
★DSD23	直肠癌	
★DSD24	原发性肝癌（巨块型）	
★DSD25	原发性肝癌（多结节型）	

（一）大体标本

★DSD01 胃黏膜出血

病历摘要：男，22岁，大量饮用高度白酒后，胃部不适，呕吐物中带血。

观察要点：胃黏膜充血、水肿，伴有点状糜烂。

诊断：胃黏膜出血。

★DSD02 慢性萎缩性胃炎

病历摘要：女，40岁，胃部不适，胀满感十余年，伴反酸、嗳气、食欲不佳。

观察要点：黏膜变薄，皱襞变平，黏膜下血管明显。

诊断：慢性萎缩性胃炎。

★DSD03 慢性肥厚性胃炎

病历摘要：女，46岁，饭后胃部饱胀，嗳气，伴食欲减退、恶心数年。

观察要点：

（1）胃底及胃体部黏膜层增厚，皱襞肥大、加深、变宽似脑回状。

（2）黏膜皱襞上可见横裂，有多数疣状隆起的小结。

（3）黏膜隆起的顶端常伴有糜烂。

诊断：慢性肥厚性胃炎。

★DSD04 结肠多发性息肉

病历摘要：

A 女，45 岁，便血，消瘦 1 年。

B 男，20 岁，间歇性便血 5 年，有无痛性腹泻史。

观察要点：结肠黏膜面可见多数有蒂息肉，息肉直径约 0.2～0.5 cm，表面光滑。

诊断：结肠多发性息肉。

★DSD05 肠套叠

病历摘要：男，18 个月，腹痛、伴呕吐、便血 1 天。体查：腹部包块。

观察要点：一段肠管套入临近肠腔中，肠壁肿胀，呈灰黑色。

诊断：肠套叠。

★DSD06 慢性活动性肝炎

病历摘要：女，30 岁，1 年前因厌油、纳差、乏力，诊断为肝炎。近 2 个月工作劳累，感乏力、食欲减退。体查：肝在肋缘下 2 cm 可触及，表面光滑，有触痛。血清谷丙转氨酶增高，HBsAg、HBcAb 阳性。

观察要点：肝脏体积轻度增大，包膜紧张，色黄，表面光滑。

诊断：慢性活动性肝炎。

★DSD07 肝硬化

病历摘要：男性，45 岁，间歇性乏力，纳差 2 年，呕血黑便 5 天，昏睡不醒 2 天入院，呕出咖啡色液体约 1 200 mL，柏油样黑便约 600 g，既往有乙肝病史。

观察要点：

（1）肝脏体积稍大，边缘变钝，质地较硬。

（2）肝表面凹凸不平，呈细颗粒状（粟粒至绿豆大），色灰黄。

（3）肝切面见分布均匀而密集的灰黄色小结节（粟粒至绿豆大），结节之间为薄而均匀的纤维间隔（呈灰白色）。

诊断：门脉性肝硬化。

★DSD08 慢性胆囊炎

病历摘要：女，40 岁，每于进食油腻食物后右上腹胀痛。

观察要点：胆囊壁稍增厚，黏膜粗糙。

诊断：慢性胆囊炎。

★DSD09 胆囊炎伴结石

病历摘要：男，35 岁，昨天早晨突感右上腹绞痛，疼痛难忍，伴发热。

观察要点：胆囊壁稍增厚，黏膜粗糙，腔内可见多数直径为 0.5 ~ 2 cm 大小的结石。

诊断：胆囊炎伴结石。

★DSD10 肝内胆管结石

病历摘要：女，41 岁，右上腹隐痛 6 个月，近 1 月疼痛加剧，伴黄疸。

观察要点：肝脏切面可见肝内胆管中多数 0.2 ~ 0.8 cm 的结石。

诊断：肝内胆管结石。

★DSD11 胰腺炎

病历摘要：男，28 岁，晚上与朋友宵夜，饮酒饱餐后，腹部剧烈疼痛，伴发热、恶心、呕吐。体查：体温 39 ℃，血压 70/45 mmHg，左上腹壁紧张，拒绝触碰，血淀粉酶增高。

观察要点：胰腺明显肿大、质脆、软，呈暗红色。胰腺表面、大网膜和肠系膜均有散在灰白色脂肪坏死斑点。

诊断：胰腺炎（急性出血性）。

★DSD12 食管癌

病历摘要：男，55 岁，进行性吞咽困难、胸前疼痛半年，逐渐加重，目前仅能少量饮水。X 线显示：食管中段有一明显狭窄区。

观察要点：食管中段切面可见管壁增厚，灰白色，质硬，管壁层次消失，表面隆起，形成溃疡，环绕食管一周，管腔狭窄。

诊断：食管癌（溃疡型）。

★DSD13 贲门癌

病历摘要：女，55 岁，胸骨后闷胀 1 年。1 天前，突然呕血 1 000 mL，抢救无效死亡。

观察要点：贲门部可见一直径约 2.5 cm 的溃疡型肿物，边缘呈围堤状隆起，底部凹凸不平，可见出血、坏死。

诊断：贲门癌。

★DSD14 胃溃疡恶变

病历摘要：男，59 岁，周期性左上腹疼痛 20 余年，进食后疼痛明显。近 3 个月来，疼痛加重，无规律性，伴消瘦、贫血。体查：左上腹压痛，大便隐血（＋）。

观察要点：胃小弯侧见一溃疡，直径约 3.0 cm，边缘隆起，溃疡底部平坦，中央有一凹陷，表面有少量坏死组织和出血，溃疡周围皱壁增粗、僵硬。

诊断：胃溃疡恶变。

★DSD15 胃癌（浸润型）

病历摘要：男，50 岁，持续性上腹部隐痛进行性加重半年，伴间歇性呕吐，消瘦。体查：上腹部包块。

观察要点：胃壁弥漫性增厚、变硬，状如革囊，黏膜皱壁粗大甚至消失，不形成明显肿块或溃疡。

诊断：胃癌（浸润型）。

★DSD16 胃癌（溃疡型）

病历摘要：女，55岁，上腹部不适，反酸，进行性消瘦半年，近1个月感觉上腹部疼痛，呈间歇性发作。体查：剑突下可触及一鸡蛋大小不规则肿块，质硬。钡餐示胃窦部龛影。

观察要点：胃小弯侧胃窦部见一巨大溃疡，直径约4.5 cm，边缘隆起，似围堤，中央凹陷，底部可见灰白色坏死物及出血。

诊断：胃癌（溃疡型）。

★DSD17 小肠癌

病历摘要：男，65岁，腹部包块6个月，近两个月间歇性隐痛，伴呕吐，发热。

观察要点：肠壁弥漫性增厚，黏膜皱壁增粗、僵硬，肠腔狭窄。

诊断：小肠癌（弥漫型）。

★DSD18 盲肠癌

病历摘要：女，47岁，右下腹无痛性包块6个月，近1个月来，右下腹间歇性疼痛，便秘，食欲下降，消瘦。

观察要点：肠黏膜面见一菜花样肿物突向肠腔生长，肿物表面有坏死、出血。

诊断：盲肠癌。

★DSD19 结肠息肉癌变

病历摘要：男，45岁，腹泻，大便带血3个月。

观察要点：结肠黏膜见一直径约1.5 cm息肉，有蒂相连，息肉表面不光滑，可见一凹陷，伴坏死和出血。

诊断：结肠息肉癌变。

★DSD20 结肠癌

病历摘要：女，65岁，近1个月来腹泻、便血。体查：左下腹包块。

观察要点：

（1）结肠已切开，其中部分肠壁明显增厚。

（2）增厚的肠壁切面见灰白色癌组织浸润肠壁各层，肠腔明显狭窄。

（3）肿瘤上段肠管明显扩张（标本A并肠系膜淋巴结转移性腺癌）。

诊断：结肠癌（浸润型）。

★DSD21 结肠管状腺癌

病历摘要：男，46岁，右下腹疼痛，大便次数增多3月余。

观察要点：

（1）结肠腔内见突出于肠黏膜表面肿物，表面如菜花状（标本A如蘑菇状，标本B肿物已切开，标本C、D如荔枝大肿物）。

（2）肿物基底有较大的蒂与肠壁相连；切面见灰白色的肿瘤组织浸润至肠壁深部。

（3）肿瘤生长处的局部肠腔变窄（标本 C 其近端大肠明显扩张以至肠壁变得菲薄）。

诊断：结肠管状腺癌。

★DSD22 直肠多发性息肉恶变

病历摘要：女，25 岁，无痛性腹泻十余年，大便带血 3 个月。

观察要点：直肠黏膜面可见多数息肉，部分呈灰黑色，表面可见糜烂出血。

诊断：直肠多发性息肉恶变。

★DSD23 直肠癌

病历摘要：女，65 岁，间歇性便秘、腹泻及大便带血 3 月余。近 1 个月加重，伴疼痛及消瘦。直肠镜检：距肛门齿状线 6 cm 处有一环形狭窄，质硬。

观察要点：直肠局部肠壁增厚，灰白色，肠壁结构层次不清，黏膜面见一溃疡型肿物，绕肠管一周。

诊断：直肠癌（溃疡型）。

★DSD24 原发性肝癌（巨块型）

病历摘要：男，50 岁，发热、黄疸、消瘦，间歇性右上腹痛 3 个月。尸检：除肝脏病变外，可见肝门淋巴结转移癌，慢性淤血性脾大，腹腔积液。

观察要点：

（1）肝右叶，有一灰白带灰黑色的巨块从表面隆起。

（2）切面见巨大肿块，呈灰红及灰黄色（标本 D 出血坏死明显）。

（3）巨块与周围组织分界尚清。

（4）标本 C，切面可见多个巨大肿块，肿块与周围组织界不清，周边肝组织受压萎缩。

诊断：原发性肝癌（巨块型）。

★DSD25 原发性肝癌（多结节型）

病历摘要：男，42 岁，腹胀、间歇性黑便、呕血 1 年，伴乏力、消瘦、纳差。尸检：除肝脏病变外，脾淤血性肿大，食管静脉曲张，腹腔积液。

观察要点：

（1）肝脏体积增大。

（2）肝脏表面凹凸不平，切面散在分布着多量芝麻大至鸡蛋大的瘤结节，灰白或灰黄色，部分结节质松易碎（坏死），可见暗黑色区域（出血）。

（3）瘤结节之间的肝组织可见肝硬化的表现。

诊断：原发性肝癌（多结节型）。

（二）切片标本

DSD01 慢性胃溃疡（图 8.1）

观察要点：

（1）肉眼观察玻片，凹陷处为溃疡部位。

（2）低倍镜下，溃疡深达肌层，其两侧见胃壁各层结构。

（3）溃疡底部从表面至深层，大致分为4层：

① 渗出层：由浆液、纤维素及少量中性粒细胞组成。

② 坏死层：为染色深红的条块状物质。

③ 肉芽组织层：由新生的毛细血管、纤维母细胞、及少量炎细胞组成。

④ 瘢痕组织层：血管、细胞少而胶原纤维多。有时见增殖性动脉内膜炎。

诊断：慢性胃溃疡。

思考题：此溃疡为何为慢性胃溃疡？在标本中又是如何体现出来的？

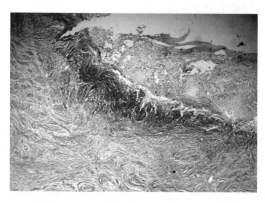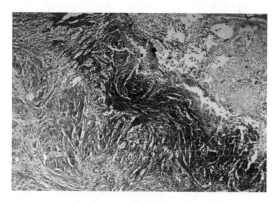

低倍（×100）　　　　　　　　　　　高倍（×400）

图 8.1

DSD02 急性重型肝炎（图 8.2）

观察要点：肝正常结构破坏，肝索解离、肝细胞崩解，形成弥漫性大片坏死。亦可见残留的网状纤维支架。肝窦明显扩张、充血、甚至出血。Kapffer 细胞增生肥大，并吞噬细胞碎屑及色素。小叶内和汇管区淋巴细胞及巨噬细胞浸润。

诊断：急性重型肝炎。

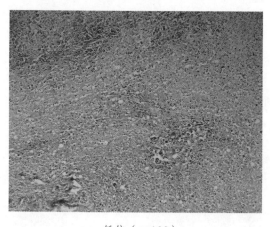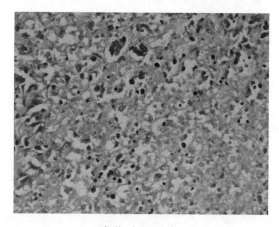

低倍（×100）　　　　　　　　　　　高倍（×400）

图 8.2

DSD03 门脉性肝硬化（图 8.3）

观察要点：

（1）正常肝组织破坏，增生的结缔组织包绕大小不等的略呈圆形的肝细胞团（假小叶）。

（2）假小叶内中央静脉可缺如、偏位，2 个及以上，有时见到汇管区。

（3）假小叶内肝细胞、毛细胆管淤胆；星形细胞内含棕黄色色素。

（4）增生的结缔组织中有小胆管增生和炎细胞浸润。

诊断：门脉性肝硬化。

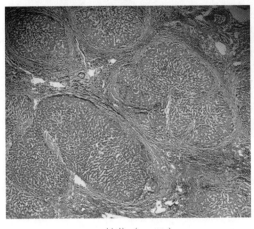
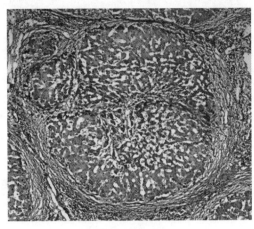

低倍（×40）　　　　　　　　　　　低倍（×100）

图 8.3

DSD04 胆汁性肝硬化（图 8.4）

观察要点： 汇管区的纤维间隔扩展，且相互连接，将肝小叶分隔为假小叶及再生结节。肝细胞坏死显著。铜沉积更加明显。汇管区胆管消失，并伴有单个核细胞浸润。

诊断：胆汁性肝硬化。

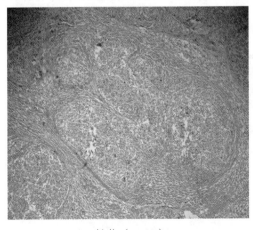
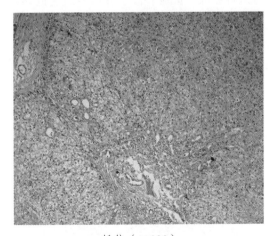

低倍（×40）　　　　　　　　　　　低倍（×100）

图 8.4

DSD05 食道鳞癌（图 8.5）

观察要点： 癌细胞排列呈大小不等、形状不规则的巢状，癌巢间纤维血管丰富。癌细胞呈多角形、似棘细胞，异型性大，核仁清楚，核分裂象多见。

诊断： 食道鳞癌。

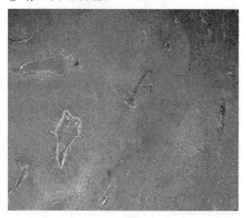
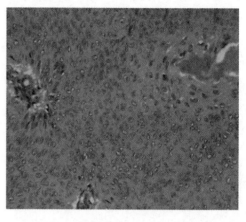

低倍（×100）　　　　　　　　　　　　　高倍（×400）

图 8.5

DSD06 原发性肝细胞癌（图 8.6）

观察要点：

（1）正常肝脏结构已被肿瘤组织浸润、破坏。

（2）细胞呈团块状、巢状或小梁排列；癌巢及小梁之间可见腔大而不规则的血窦样结构，部分癌巢中央可见坏死现象。多数瘤细胞体积大，呈多角形，胞浆丰富，略呈嗜碱性，核大深染，可见核分裂象。

（3）瘤旁正常肝组织呈压迫性萎缩，部分肝细胞及毛细血管内可见胆汁淤积现象。残存肝组织可见部分区域有假小叶形成或有的切片见肝细胞胞浆疏松化和脂肪变等病毒性肝炎的病变。

诊断： 原发性肝细胞癌。

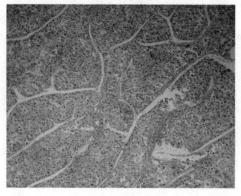
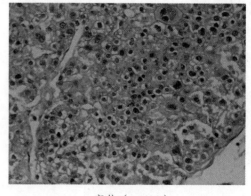

低倍（×100）　　　　　　　　　　　　　高倍（×400）

图 8.6

三、复习与思考

（1）你学过的疾病中哪些可以引起呕血？如何鉴别？

（2）你学过的疾病中哪些可以引起肝肿大？为什么？

四、病例讨论

病历摘要：男性，47岁，农民。浮肿、腹胀3个月，近1周加重。患者于4年前罹患肝炎，屡经治疗，反复多次发病。近两年全身疲乏，不能参加劳动，并有下肢浮肿。近3个月腹部逐渐膨胀，1周前因过度劳累同时大量饮酒，腹胀加重。患者食欲不振，大便溏泻，每日3~4次，小便量少而黄。既往史：患者常年嗜酒，除4年前罹患肝炎外无其他疾病。体格检查：面色萎黄，巩膜及皮肤轻度黄染，颈部两处有蜘蛛痣，心肺未见异常。腹部膨隆，腹围93 cm，有中等腹水，腹壁静脉曲张，肝脏于肋缘下未触及，脾大在左肋缘下1.5 cm。下肢有轻度浮肿。实验室检查：RBC$3.27×10^{12}$/L，Hb70 g/L；血清总蛋白52.3 g/L，白蛋白24.2 g/L，球蛋白28.1 g/L；黄疸指数18单位，谷丙转氨酶102单位。X线食管静脉造影显示食管下段静脉曲张。临床诊断：肝硬化（失代偿期）。

讨论题：

（1）你是否同意本病的诊断？为什么？

（2）病人为什么会出现腹壁静脉曲张和食管下段静脉曲张？请用病理学知识解释。

（3）本例患者的黄疸、腹水、浮肿、脾大怎么产生的？

（4）本例肝脏可能出现哪些大体和镜下改变？

五、常用词汇

regurgitant esophagitis	反流性食管炎
gastritis	胃炎
chronic gastritis	慢性胃炎
chronic superficial gastritis	慢性浅表性胃炎
chronic atrophic gastritis	慢性萎缩性胃炎
intestinal metaplasia	肠上皮化生
peptic ulcer disease	消化性溃疡病
appendicitis	阑尾炎
regional enteritis	局限性肠炎

chronic ulcerative colitis, CUC	慢性溃疡性结肠炎
viral hepatitis	病毒性肝炎
spotty necrosis	点状坏死
piecemeal necrosis	碎片状坏死
bridging necrosis	桥接坏死
hepatorenal syndrome	肝肾综合征
liver cirrhosis	肝硬化
portal cirrhosis	门脉性肝硬化
postnecrotic cirrhosis	坏死后性肝硬化
biliary cirrhosis	胆汁性肝硬化
cholecystitis	胆囊炎
cholelithiasis	胆石症
pancreatitis	胰腺炎
carcinoma of esophagus	食管癌
carcinoma of stomach	胃癌
carcinoma of large intestine	大肠癌
primary carcinoma of liver	肝癌
carcinoma of pancreas	胰腺癌

六、参考文献

[1] 李玉林. 病理学. 7 版. 北京：人民卫生出版社，2008.
[2] 李玉林. 病理学. 6 版. 北京：人民卫生出版社，2004.
[3] 杨光华. 病理学. 5 版. 北京：人民卫生出版社，2001.
[4] 李甘地. 病理学（七年制规划教材）. 北京：人民卫生出版社，2001.
[5] 成令忠. 组织学与胚胎学. 4 版. 北京：人民卫生出版社，1995.
[6] Underwood JCE. General and Systematic Pathology[M]. Beijing, Science Press, 1999.

第九章

淋巴造血系统疾病

一、目的要求

（1）掌握恶性淋巴瘤的概念、分类及其病变特点。

（2）掌握白血病的概念，熟悉白血病的分类及病变特点。

【重点内容】

恶性淋巴瘤是指原发淋巴结以及淋巴结以外的淋巴组织的恶性肿瘤。

1. 霍奇金淋巴瘤

（1）霍奇金淋巴瘤大体见淋巴结肿大，首发于颈部可波及全身淋巴结，质硬，互相融合。

（2）组织学特点：淋巴结正常结构破坏，可见多种瘤细胞成分，以 R-S 细胞为主，陷窝细胞性瘤细胞与周围细胞之间形成明显空晕，多形性 R-S 细胞，瘤细胞异型性大，形态不规则，核分裂象多。多种炎细胞成分，可见中性粒细胞、嗜酸性粒细胞、单核细胞等。

（3）组织学分类：淋巴细胞为主型，指淋巴细胞多，瘤细胞少，嗜酸性粒细胞少。结节硬化型，指瘤细胞以陷窝细胞为主，可见 R-S 细胞，纤维组织增生明显，嗜酸性粒细胞多。混合细胞型，指多种细胞混合而成，各种瘤细胞，炎细胞等均多见，R-S 细胞最多。淋巴细胞消减型，指淋巴细胞少，瘤细胞多，异型性大，核分裂象多。

2. 非霍奇金淋巴瘤

非霍奇金淋巴瘤可分为 3 类：Rappaport 以形态学为基础分类，Lukes-Collins 以细胞免疫学标记为基础分类，世界卫生组织将各种分类法中相应的类别和名称联系起来进行分类。三者综合能较准确他反应非霍奇金淋巴瘤生物学行为。

病变特征：淋巴结正常结构破坏，瘤细胞单一，弥漫或局限浸润淋巴结。

类型及特点：

（1）小淋巴细胞性淋巴瘤，瘤细胞大小、形态较一致，似成熟小淋巴细胞，有时兼有浆细胞形态特征。

（2）裂和无裂细胞淋巴瘤，形态似淋巴滤泡中心活化细胞。裂和无裂细胞又分为小裂、大裂、大小裂、大小无裂细胞，无裂细胞恶性度较核裂细胞性高。

（3）免疫母细胞淋巴瘤，瘤细胞较大，核仁显著，细胞异型性大，小血管普遍增生。

（4）T细胞性淋巴瘤，见瘤细胞核呈脑回状，或胞浆透亮，分别称曲核细胞或透明细胞。

（5）组织细胞性淋巴瘤，瘤细胞具有吞噬现象，瘤细胞非特异性酯酶强阳性。

（6）伯基特淋巴瘤儿童多见，多为小无裂瘤细胞，瘤细胞间散在反应性巨噬细胞，构成"满天星"图像。

蕈样霉菌病，指皮肤T细胞性淋巴瘤，真皮层见淋巴细胞样瘤细胞浸润，见曲核细胞"霉菌细胞"指瘤细胞大、浆透亮，核大有沟纹。瘤细胞、炎细胞聚集于表皮基底层形成Pautrier微脓肿。

二、实习内容

大体标本	切片标本	
无	LSD01	霍奇金淋巴瘤

（一）大体标本

无。

（二）切片标本

LSD01 霍奇金淋巴瘤（图9.1）

观察要点：

（1）胃壁正常结构破坏，由弥漫性增生的肿瘤细胞所代替。

（2）肿瘤细胞成分有多种：

① 多核R-S细胞：细胞多核或双核，核呈空泡状，核膜厚，核仁大，嗜酸性，胞浆丰富，双核者为镜影细胞。

② 单核R-S细胞：细胞大，胞浆丰富，嗜酸性，单核，核呈空泡状，核中央见嗜酸性核仁。

③ 多形性细胞：细胞大小不一，形状不规则，核大深染，可见畸形核及核分裂，部分可见嗜酸性核仁。

④ 可见淋巴细胞及少量浆细胞。

诊断：胃壁霍奇金淋巴瘤。

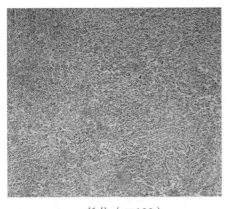 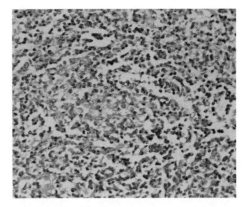

低倍（×100）　　　　　　　　　　　高倍（×400）

图 9.1

三、复习与思考

简述霍奇金淋巴瘤与非霍奇金淋巴瘤的区别？

四、病例讨论

病历摘要：患者，男性，21 岁，大学生。反复发热 1 个月，持续高烧 1 周。患者于 1 个月前开始反复上呼吸道感染、发烧，近 1 周持续高热。体格检查：急性热病容，体温 40 ℃，脉搏 118 次/分，呼吸 25 次/分，血压 95/55 mmHg，颈部、腋下、腹股沟淋巴结肿大，肝脾明显肿大。实验室检查：白细胞 110 000 mm³，可见大量幼稚的白细胞，红细胞 300 万/mm³，血小板 7.1 万/mm³。入院治疗 3 个月后，病人死亡。

讨论题：患者患了什么病？死亡原因是什么？

五、常用词汇

reactive hyperplasia of lymph nodes　　　　　　　　　　淋巴结反应性增生

malignant lymphoma　　　　　　　　　　　　　　　　　恶性淋巴瘤

Hodgkin Lymphoma, HL　　　　　　　　　　　　　　　霍奇金淋巴瘤

non-Hoddgkin lymphoma, NHL　　　　　　　　　　　　非霍奇金淋巴瘤

mirror image cell　　　　　　　　　　　　　　　　　　镜影细胞

diuse large B-cell lymphoma, DLBCL　　　　　　　　　　弥漫大 B 细胞淋巴瘤

follicular lymphoma, FL	滤泡性淋巴瘤
mucosa associated lymphoid tissue, MALT	黏膜相关淋巴组织
acute lymphoblastic leukemia/lymphoma, ALL	急性淋巴母细胞白血病/淋巴瘤
chronic lmphocytic leukemia/small lymphoma, CLL/SLL	慢性淋巴细胞白血病/小淋巴细胞瘤
Burkitt lymphoma, BL	Burkitt 淋巴瘤
multiple myeloma, MM	多发性骨髓瘤
peripheral T-cell lymphoma, un-specified, PTCL-U	非特指外周 T 细胞淋巴瘤
natural killer/T-cell lymphoma	NK/T 细胞淋巴瘤
mycosis fungoides, MF	蕈样霉菌病
acute myelogenous leukemia, AML	急性髓性白血病
granulocytic sarcoma	粒细胞肉瘤

六、参考文献

[1] Vinay Kumar, Ramzi S. Cotran, Stanley L. Robbins. Robbins Basic Pathology. 7th ed, Peking University Medical Press 2003.

[2] Ramzi S. Cotran, Vinay Kumar, Tucker Collins. Robbins Pathologic Basis of Disease. 6th ed, Philadelphia London Toronto Montreal Sydney Tokyo, Saunders, 1999.

[3] Emanuel Rubin, John L. Farber. Pathology. 3rd ed. Philadelphia. New York -Lippincott-Raven, 1998, 1096-1151. P_{1096} Fig 20-38, P_{1113} Fig 20-45A, P_{1144} Fig 20-70, Fig 20-71, P_{1143} Fig 20-69.

[4] 文剑明. 淋巴造血系统疾病. 北京：人民卫生出版社，2004.

[5] 王宝美. 造血系统疾病. 北京：人民卫生出版社，1989.

[6] 刘卫平，李甘地. 淋巴造血系统疾病. 北京：人民卫生出版社，2001.

[7] Robin A. Cooke Brian Stewart. COLOUR ATLAS OF Anatomical Pathology 2red.

第十章

泌尿系统疾病

一、目的要求

（1）掌握肾小球肾炎的概念、分类、基本病理变化、临床表现。

（2）了解肾小球肾炎的主要病理类型的病因、发病机制。

（3）掌握肾小球肾炎的主要病理类型的形态学改变、临床病理联系、转归。

（4）掌握急、慢性肾盂肾炎的病变特点、发展经过及临床病理联系。

（5）熟悉泌尿系统常见肿瘤的特点。

【重点内容】

1. 肾小球肾炎

肾小球肾炎是一类以肾小球损伤为主的变态反应性炎症。发病机制与免疫复合物的形成及其激活炎症介质有关。免疫复合物的形成方式是循环免疫复合物沉积和原位免疫复合物形成。病理变化是以增生性炎为主的超敏反应性疾病。

增生性病变分为细胞增生性病变、毛细血管内增生包括内皮细胞、系膜细胞增生（基底膜内）。毛细血管外增生是球囊壁层上皮细胞（基底膜外）毛细血管壁增厚、硬化性病变、渗出性病变、变质性病变。病变分为毛细血管内增生和毛细血管外增生。

（1）毛细血管内增生性肾小球肾炎（急性肾小球肾炎）：由循环免疫复合物短时间内大量沉积所致，一般发生于链球菌感染后 1 周。免疫：IgG 及 C3 在肾小球毛细血管基底膜外侧有粗大颗粒状沉积。肉眼：大红肾、蚤咬肾。光镜：内皮细胞和系膜细胞弥漫增生，伴炎细胞浸润。电镜：基底膜外侧有驼峰状电子致密物沉积。临床表现为急性肾炎综合症。

（2）新月体性肾小球肾炎又称毛细血管外增生性肾小球肾炎或快速进行性肾小球肾炎，可分为 3 型。Ⅰ型由抗基底膜抗体引起，Ⅱ型由其他肾小球肾炎进展而来，Ⅲ型由血管炎、肾小球坏死引起。光镜：超过半数的肾小球有新月体形成。电镜：基底膜变性断裂，肾小球内纤维素沉积，上皮细胞增生，单核细胞浸润。临床表现为急进性肾炎综合症。

（3）微小病变性肾小球肾炎又称脂性肾病。本病可能与 T 细胞免疫功能异常有关。免疫：肾小球内无免疫球蛋白和补体沉积。光镜：肾小球无明显病变。电镜：上皮细胞广泛足突融合。临床表现为大量蛋白尿或肾病综合症。

（4）膜性肾小球肾炎：因原位免疫复合物形成或循环免疫复合物沉积引起。免疫：IgG及 C3 在肾小球毛细血管基底膜外侧呈细颗粒状沉积。光镜：肾小球毛细血管基底膜弥漫增厚、基底膜外侧免疫复合物沉积、钉突形成。电镜：肾小球毛细血管基底膜弥漫性增厚，基底膜外侧电子致密物沉积，上皮细胞足突融合。临床表现为大量蛋白尿或肾病综合症。

（5）系膜增生性肾小球肾炎：由循环免疫复合物沉积引起。免疫、IgG 或（和）IgA 或（和）IgM 及 C3 在系膜区团块状沉积。光镜：系膜细胞和系膜基质增生。电镜：系膜区电子致密物沉积。临床表现为隐匿性肾炎、肾病综合症或慢性肾炎综合症。

（6）膜性增生性肾小球肾炎：由循环免疫复合物沉积引起。免疫：IgG 及 C3 沉积于系膜区及基底膜。光镜：系膜细胞和系膜基质弥漫增生，银染毛细血管壁呈车轨状或分层。电镜：系膜插入基底膜与内皮细胞之间。Ⅰ型团块状电子致密物沉积于基底膜内侧，Ⅱ型粗大带状的电子致密物沉积于基底膜致密层内，Ⅲ型基底膜内侧和外侧均见致密物沉积。临床表现为蛋白尿、肾病综合症、慢性肾炎综合症。

（7）硬化性肾小球肾炎是各型肾小球肾炎的终末阶段，光镜特点：① 大量肾小球纤维化及玻璃样变，所属的肾小管也萎缩、纤维化、消失。② 纤维组织收缩，使纤维化、玻璃样变的肾小球相互靠近靠拢，"肾小球相对集中现象"。③ 残留的肾单位代偿性肥大，肾小球体积增大，肾小管扩张。④ 间质纤维组织明显增生，多数淋巴细胞和浆细胞浸润。间质内小动脉硬化，管壁增厚，管腔狭窄。大体呈继发性颗粒性固缩肾。

2. 肾盂肾炎

肾盂肾炎是发生于肾盂黏膜和肾间质的化脓性炎症。急性肾盂肾炎病变特征为散在的小脓肿形成。慢性肾盂肾炎大体呈瘢痕肾。镜下可见：肾间质大量淋巴细胞、浆细胞、单核细胞及多少不等的中性粒细胞浸润，间质纤维组织增生，病变肾小球纤维化。

二、实习内容

大体标本		切片标本	
★USD01	多囊肾	USD01	慢性肾小球肾炎
★USD02	肾盂肾炎	USD02	慢性肾盂肾炎
★USD03	间质性肾炎	USD03	肾透明细胞癌
★USD04	肾细胞癌		
★USD05	肾透明细胞癌		
★USD06	肾母细胞瘤		

（一）大体标本

★USD01 多囊肾

病历摘要：病史不详。

观察要点：肾脏肿大，肾表面布有很多囊肿，使肾形不规则，凹凸不平，质地较硬。

诊断：多囊肾。

★USD02 肾盂肾炎

病例一：

病历摘要：女，5个月，腹泻1个月，伴发热15天，抽搐5天。尸解时发现肺淤血、水肿，间质性肺炎，右肾肿胀、充血。

观察要点：

（1）肾脏肿大，表面充血，质地较软。

（2）肾脏表面凹凸不平，可见散在的大小不等呈灰黄或黄白色的脓肿及暗红色的出血灶。

（3）切面肾盂、肾盏扩张，黏膜稍粗糙，肾皮质变薄，皮质与髓质分界不清。

（4）肾组织内有多数不规则的灰黄色的化脓性病灶。

诊断：急性肾盂肾炎。

病例二：

病历摘要：男，35岁，3年前有尿频、尿痛史，近半年来浮肿明显。尿常规：蛋白++，白细胞++，红细胞+。血 BUN7.5 mmol/L，CO_2结合力 < 18 mmol/L。入院时已昏迷。

观察要点：

（1）肾脏体积缩小，表面凹凸不平。

（2）切面肾盂肾盏扩张，黏膜粗糙，有炎性渗出物附着。

（3）肾实质萎缩变薄，以瘢痕下陷处明显，皮质、髓质分界不清。

（4）肾上极黏膜面有一结石附着。

诊断：慢性肾盂肾炎。

★USD03 间质性肾炎

病历摘要：病史不详。

观察要点：肾脏体积变小、变硬，表面不光滑，有不规则凹陷性瘢痕。切面皮质萎缩变薄，皮髓质分界不清，肾盂黏膜粗糙。

诊断：间质性肾炎。

★USD04 肾细胞癌

病历摘要：男，63岁，食欲减退、疲乏、体重锐减1个月，不规则发热4天，超声波发现右肾区有一 9 cm × 12 cm 的肿物。

观察要点：

（1）右肾上极见一 9 cm×12 cm 的肿物。

（2）肾脏包膜仍保持完整，较光滑，肿瘤在肾包膜内。

（3）肿瘤外有包膜（显微镜下见癌组织浸润），部分包膜不完整。肿瘤组织呈分叶状，颜色多样，常有继发改变（如出血、坏死，囊性变等）。

诊断：肾细胞癌。

★USD05 肾透明细胞癌

病历摘要：女，51 岁，右侧腰部肿物 3 个月，逐渐增大，时有血尿。

观察要点：

（1）右侧肾脏体积增大，上极可见一 5 cm×6 cm 的肿物。

（2）切面淡黄色，有红、黄、灰、白等多彩性，伴灶状出血、坏死。

诊断：肾透明细胞癌。

★USD06 肾母细胞瘤

病历摘要：女，4 岁，左腹部肿块 3 个月，近 1 月来迅速增大，出现无痛性血尿。

观察要点：

（1）左肾下极见一 10 cm×9 cm 的肿物，边界较清楚，有假包膜形成，边缘尚可见残存的正常肾组织。

（2）肿瘤组织质软，切面鱼肉状，灰白色或灰红色，可见灶状出血、坏死及囊性变。

诊断：肾母细胞瘤。

思考题：结合理论和标本，想想泌尿系统肿瘤常见的组织学类型及临床表现。

（二）切片标本

USD01 慢性肾小球肾炎（图 10.1）

观察要点：

（1）大量肾小球硬化、玻璃样变（超过全部肾小球的 50%）。肾小球中央部分变为玻璃样小体，周围部分纤维化，少数肾小球结构残存。硬化肾小球所属肾小管萎缩、消失、使玻璃样变的肾小球相互靠拢集中。

（2）残留肾单位呈代偿性肥大，肾小球体积增大，肾小管扩张。

（3）间质纤维组织增生并有大量淋巴细胞、浆细胞浸润。间质内小动脉硬化，管壁增厚，管腔狭窄。

诊断：慢性肾小球肾炎。

思考题：

（1）如何从显微镜下改变联系肾脏的肉眼改变？

（2）如何从显微镜下病变联系可能发生的临床症状？

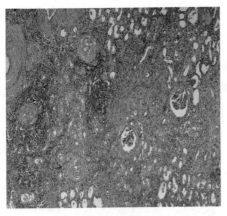
低倍（×100）

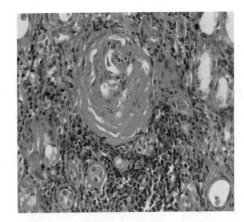
高倍（×400）

图 10.1

USD02 慢性肾盂肾炎（图 10.2）

观察要点：

（1）病灶呈明显的区域性分布，病灶区肾组织的结构已破坏，肾实质破坏严重区呈明显纤维化，肉眼观肾表面明显下陷。

（2）肾小球及肾小球周围纤维化使肾小球萎缩、纤维化及透明变性。有的肾小球呈代偿性肥大。病灶周围肾组织相对正常。

（3）病变区肾小管萎缩，纤维化。间质纤维组织增生，其中见大量淋巴细胞、少数单核细胞、浆细胞及中性粒细胞浸润。

（4）残存的肾小管多呈扩张状态，腔内充满均匀红染的胶样管型，形态似甲状腺滤泡。

（5）肾盂黏膜增厚，其中见大量纤维组织增生及大量淋巴细胞、单核细胞、浆细胞及少数中性粒细胞浸润。

诊断： 慢性肾盂肾炎。

思考题： 如何鉴别慢性肾小球肾炎与肾盂肾炎？

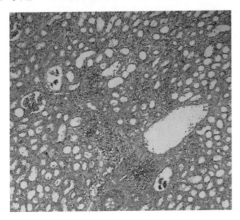
低倍（×100）

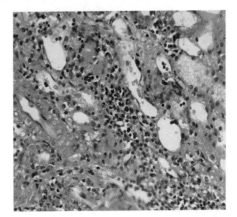
高倍（×400）

图 10.2

观察要点：

（1）有无肿瘤组织？肿瘤细胞排列方式（条索状、团块状、部分呈弥漫性）？

（2）肿瘤细胞的形态特征、体积、形状、细胞核？请特别注意细胞胞质改变。

（3）肿瘤间质情况：血管、纤维组织、包膜、正常肾组织等。

诊断： 肾透明细胞癌。

思考题： 根据肿瘤的镜下特点，想想该肿瘤的转移途径多为哪种？

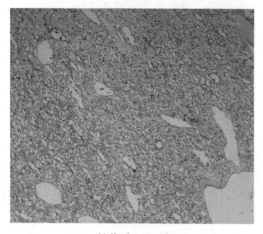
低倍（×100）

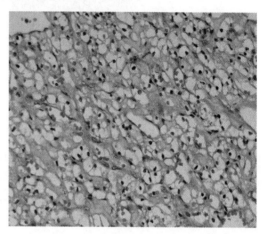
高倍（×400）

图 10.3

三、复习与思考

（1）根据形态学变化解释急性肾小球肾炎病人为什么会出现血尿、蛋白尿、少尿、无尿和血压升高等症状。

（2）慢性肾炎病人临床上可出现多尿、低比重尿、血压升高、贫血、氮质血症等症状和体征，如何以形态学改变来解释其发生机制？

（3）慢性肾盂肾炎的病因及病理变化如何？临床病理联系怎样？

（4）原发性与继发性颗粒固缩肾的区别是什么？

四、病例讨论

病例一：

病历摘要：李某，女性，28 岁，已婚，恶寒发热 6 天，腰酸、腰痛、尿频、尿急、尿痛 3 天。现病史：3 天前觉腰部酸痛难受，排尿次数增多，每天多达 20 次左右，尿频、尿急、尿痛症状明显。既往史：半年前曾有"膀胱炎"病史，出院后，每日小便次数比往日增多，无尿痛。

体格检查：T40 ℃，P135 次/分，R25 次/分，Bp17.95/9.98 kPa。心肺无异常，肝脾未触及，右肾区（脊肋角）有明显叩击痛。

实验室检查：WBC17.95×10⁹/L，N0.85，L0.15。尿常规：蛋白（＋），红细胞（＋），白细胞（＋＋＋），未发现管型。早晨中段尿培养有大肠杆菌生长，菌落计数 11 万/mL 尿。

讨论题：

（1）患者所患何病？其诊断依据是什么？

（2）试分析膀胱炎与本次发病的关系如何？

（3）本例尿检查未发现管型，为什么？

病例二：

病历摘要：女性，7 岁，全身浮肿 4 天，呼吸困难 1 天，于 2014 年 10 月 19 日急症入院。患儿于本月 13 日早晨起床时两眼睑开始出现轻度浮肿，后逐渐加重，并遍及颜面、四肢以及全身，尿量减少，但一般情况尚好。至 15 日夜间开始出现呼吸困难伴有轻度发热，自述两侧上胸痛。入院当天下午，呼吸困难明显加重，无尿。患儿于两月前下肢发生多个脓疱疮，至今仍有少数未愈，余无特殊病史。

体格检查：T38 ℃，P124 次/分，R42 次/分，Bp20/8 kPa。营养、发育中等，烦躁，呼吸困难，不能平卧，呈急性病容，口周发绀，鼻翼扇动，全身有凹陷性水肿，两下肢有少数脓疱疮。两侧颈静脉轻度怒张。心界稍扩大，心音弱，无杂音，心率 124 次/分，心律齐，两肺可闻及少许湿罗音。腹部膨隆，有轻度移动性浊音，肝右肋下 5 cm，边缘钝，质地中等，有压痛。

实验室检查：血象：RBC3.6×10¹²/L，Hb96 g/L；WBC13.9×10⁹/L，N0.74，L0.23，M0.01，E0.02。尿常规：蛋白（＋＋＋），红细胞（＋＋），WBC1～3 个/低倍，颗粒管型 0～1 个/高倍。酚红试验：2 小时酚红排泄总量 45%，血非蛋白氮 37.2 mg/dL，血沉 1 小时 26 mm。X线：心脏扩大、心搏减弱，肺呈淤血。入院后经利尿、强心治疗后，病情未见好转而死亡。

尸检：两侧肾脏呈对称性肿大，包膜紧张，表面光滑，色泽红，表面有小点状出血，切面皮质增厚，纹理模糊，但与髓质界限清楚。心脏扩大，肺呈淤血、水肿改变。

讨论题：

（1）对本病例作出病理诊断，其在组织学上可有哪些改变？

（2）根据病理变化解释临床症状。

（3）该病例死因是什么？

五、常用词汇

endothelial cell	内皮细胞
glomerular basement membrane, GBM	肾小球基膜
visceral epithelial cell	脏层上皮细胞
glomerulonephritis	肾小球肾炎
oliguria	少尿
anuria	无尿
hematuria	血尿
proteinuria	蛋白尿
acute nephritic syndrome	急性肾炎综合征
rapidly progressive nephritic syndrome	急进性肾炎综合征
nephritic syndrome	肾病综合征
asymptomatic hematuria or proteinuria	无症状性血尿或蛋白尿
chronic nephritic syndrome	慢性肾炎综合征
blood urea nitrogen， BUN	血尿素氮
azotemia	氮质血症
uremia	尿毒症
acute diffuse proliferative glomerulonephritis	急性弥漫性增生性肾小球肾炎
rapidly progressive glomerulonephritis, RPGN	急进性肾小球肾炎
crescentic glomerulonephritis, CrGN	新月体性肾小球肾炎
chronic glomerulonephritis	慢性肾小球肾炎
chronic sclerosing glomerulonephritis	慢性硬化性肾小球肾炎
pyelonephritis	肾盂肾炎
vesicoureteral reflux	膀胱输尿管反流
hematogenous or descending infection	血源性或下行性感染
ascending infection	上行性感染
papillary necrosis	肾乳头坏死
pyonephrosis	肾盂积脓
perinephric abscess	肾周脓肿
renal cell carcinoma	肾细胞癌
nephroblastoma	肾母细胞瘤
transitional cell tumor	移行上皮肿瘤

六、参考文献

[1] 李玉林. 病理学. 8 版. 北京：人民卫生出版社，2013.

[2] 李玉林. 病理学. 6 版. 北京：人民卫生出版社，2004.

[3] 杨光华. 病理学. 5 版. 北京：人民卫生出版社，2001.

[4] 成令忠. 组织学与胚胎学. 5 版. 北京：人民卫生出版社，2001.

[5] 叶任高. 内科学. 5 版. 北京：人民卫生出版社，2001.

[6] 刘彤华. 诊断病理学. 北京：人民卫生出版社，2000.

[7] 陈香美. 肾脏细胞的活化与慢性进展性肾病[J]. 中华肾脏病学杂志，2000，16(1)：52.

[8] Donald West King. General Pathology. UAS, 1983.

[9] 陈惠萍. 10594 例肾活检病理资料分析[J]. 肾脏病与透析肾移植杂志，2000，9(6)：501.

第十一章

生殖系统和乳腺疾病

一、目的要求

（1）掌握子宫肿瘤和乳腺癌的大体形态学特征和临床病理联系。

（2）掌握滋养层细胞疾病的形态学特征和临床病理联系。

（3）熟悉卵巢肿瘤的常见类型和大体形态。

（4）熟悉前列腺增生症的病变特点及临床病理联系。

【本章重点】

1. 子宫颈癌

子宫颈癌是生殖系统中最常见的恶性肿瘤之一。肉眼形态上可根据病变的部位、生长方式和发展时期的不同分为 3 型，即糜烂型、内生浸润型、外生菜花型。宫颈癌好发于子宫颈外口，组织学类型分为鳞状细胞癌和腺癌，前者约占宫颈癌的 95%。

按癌细胞浸润的深度不同又分为原位癌、早期浸润癌、浸润癌。原位癌指癌变限于被覆鳞状上皮内，其基底膜完整。早期浸润癌指有小部分癌细胞突破基底膜向深部浸润，深度一般距基底膜 3~5 mm 内。浸润癌，凡癌细胞浸润深度超过基底膜 5 mm 以上者均属此类。腺癌少见，占宫颈癌的 5% 左右，好发于宫颈外口和宫颈管内，外观上不易与鳞癌区别。

2. 滋养层细胞肿瘤

葡萄胎又称水泡状胎块，以绒毛间质高度水肿，间质血管消失，滋养叶细胞不同程度的增生为特征，形成许多水泡，呈葡萄串状而得名。侵袭性葡萄胎又称侵袭性水泡状胎块，其基本病变是在子宫肌层深部有局限性水泡状胎块浸润，滋养层增生和异型更明显。绒毛膜上皮癌是来自绒毛膜滋养叶上皮细胞的一种破坏性很强的恶性肿瘤。其病变特点是在子宫壁内出现单个或多个出血结节。镜下绒毛结构消失，癌组织由分化差的两种细胞组成，即细胞滋养层细胞和合体滋养层细胞。

3. 乳腺癌

乳腺癌分为非浸润性癌和浸润性癌。

非浸润性癌：属于原位癌没有突破导管和腺泡的基底膜，其分为导管内原位癌和小叶原位癌。

导管内原位癌分为粉刺癌和非粉刺导管内癌。

（1）粉刺癌：50%位于乳腺中央部，可见扩张的导管，内含坏死物质。挤压导管，坏死物质会像粉刺一样被挤出，质地较硬，肿块明显。镜下：实性排列，中央坏死。特征：瘤细胞大，嗜酸，核仁明显。病理性核分裂多，常伴钙化。导管周围间质纤维组织增生，慢性炎症细胞浸润。

（2）非粉刺型导管内癌：实性、乳头状、筛状排列，轻微坏死。瘤细胞小，较规则导管周围间质纤维，组织增生较轻。

小叶原位癌：常累及双侧，无明显肿块，癌细胞实性排列，无坏死。癌细胞小，大小较一致，核圆，核分裂罕见。无间质的炎症反应、纤维组织增生。

浸润性癌分为浸润性导管癌和浸润性小叶癌。

（1）浸润性导管癌：大体：切面灰白，质硬，界不清，活动度差，癌组织呈树根状侵入邻近组织。乳头下陷，癌肿侵犯乳头，伴纤维组织增生，橘皮样外观，阻塞淋巴管，卫星结节，晚期蔓延，溃疡穿透皮肤。镜下：巢状、团索状、腺样，可见导管内原位癌，癌细胞异型明显，核分裂多，伴坏死、纤维组织增生，癌细胞在纤维间质中生长。

（2）浸润性小叶癌：癌细胞突破基底膜向间质浸润性生长，肉眼观察切面呈橡皮样，色灰白柔韧，边界不清。镜下：串珠状、细条索，或环形排列正常导管周围。癌细胞小、大小一致、核分裂象少见，易转移到脑脊液、浆膜面、卵巢、子宫、骨髓。

特殊型癌：具有特殊形态，如黏液癌、大汗腺样癌、腺样囊性癌。

4. 前列腺增生症

前列腺增生症是老年常见的一种疾病。其基本病变表现为前列腺中叶增生，呈灰白色结节。组织学见腺体、平滑肌、纤维组织均呈不同程度增生。

二、实习内容

大体标本		切片标本	
★GSD01	子宫颈肥大	GSD01	慢性宫颈炎
★GSD02	子宫颈息肉恶变	GSD02	宫颈鳞癌
★GSD03	子宫颈癌	GSD03	子宫内膜增生症
★GSD04	子宫腺肌病	GSD04	子宫平滑肌瘤
★GSD05	卵巢巧克力囊肿	GSD05	葡萄胎
★GSD06	子宫内膜增生症	GSD06	绒毛膜癌
★GSD07	子宫内膜腺癌	GSD07	卵巢黏液性囊腺瘤

大体标本		切片标本	
★GSD08	子宫平滑肌瘤（黏膜下）	GSD08	前列腺增生
★GSD09	子宫平滑肌瘤（肌壁间）	GSD09	阴茎鳞癌
★GSD10	子宫平滑肌瘤（浆膜下）	GSD10	乳腺纤维腺瘤
★GSD11	葡萄胎	GSD11	乳腺导管内原位癌
★GSD12	侵蚀性葡萄胎	GSD12	乳腺浸润性导管癌
★GSD13	卵巢浆液性囊腺瘤		
★GSD14	卵巢黏液性囊腺瘤		
★GSD15	卵巢浆液性乳头状囊腺瘤		
★GSD16	卵巢黏液性乳头状囊腺瘤		
★GSD17	卵巢黏液性囊腺癌		
★GSD18	卵巢性索间质肿瘤		
★GSD19	卵巢颗粒细胞瘤		
★GSD20	卵巢癌		
★GSD21	畸胎瘤		
★GSD22	前列腺癌		
★GSD23	精原细胞瘤		
★GSD24	附睾癌		
★GSD25	阴茎癌		
★GSD26	乳腺纤维腺瘤		
★GSD27	乳腺癌		
★GSD28	乳腺癌浸润至皮肤		
★GSD29	双子宫		
★GSD30	繁状胎盘		
★GSD31	胎盘植入		

（一）大体标本

★GSD01 子宫颈肥大

病历摘要：女，40 岁，白带增多 3 个月，有时呈黄色脓性，伴腰骶部疼痛或会阴部坠胀感，有慢性宫颈炎病史。

观察要点：子宫均匀增大，肌层肥厚达 2.5～3.2 cm。切面呈灰白色或粉红色，硬度增加，纤维束呈编织状排列。

诊断：子宫颈肥大。

★GSD02 子宫颈息肉恶变

病历摘要：女，42岁，白带增多6个月，近1个月来，白带呈黄色脓性，偶呈血性，有臭味。

观察要点：宫颈管处一息肉状物脱出于宫颈口，灰白色，有蒂，表面有溃疡形成及出血。

诊断：子宫颈息肉恶变。

★GSD03 子宫颈癌

病历摘要：女，45岁，数月前阴道不规则流血，白带增多带血，且有臭味。体查：宫颈表面粗糙潮红，似宫颈糜烂，触之易出血。活检证明为宫颈癌，做子宫全切术。

观察要点：

（1）宫颈增大，肥厚。肿瘤呈灰白色，已浸润至宫颈管和阴道穹窿。

（2）宫颈外口粗糙，可见出血、坏死。

诊断：子宫颈癌。

★GSD04 子宫腺肌病

病历摘要：女，43岁，痛经进行性加重2年，伴经期延长，月经量增多。

观察要点：子宫体积中度增大，切面可见肌层增厚、变硬，在肌壁中见到粗厚的肌纤维束和微囊腔，腔中偶见陈旧血液，往往与正常平滑肌组织界限不清。

诊断：子宫腺肌病。

★GSD05 卵巢巧克力囊肿

病历摘要：女，49岁，劳累后感下腹部隐痛不适1年。

观察要点：卵巢部位见一鸡蛋大小薄壁囊肿，内含深紫褐色，半固态的黏稠液体，卵巢组织萎缩。

诊断：卵巢巧克力囊肿。

★GSD06 子宫内膜增生症

病历摘要：病史不详。

观察要点：子宫内膜灰白色，表面光滑，切面可见内膜增厚。

诊断：子宫内膜增生症。

★GSD07 子宫内膜腺癌

病历摘要：女，59岁，阴道不规则流血2个月，伴阴道分泌物增多，呈脓血性。近半个月出现下腹部及腰骶部疼痛。

观察要点：宫腔内可见癌组织呈灰白色，质实，充满宫腔，切面可见出血坏死区域，局部癌组织浸润子宫肌层。

诊断：子宫内膜腺癌。

★GSD08 子宫平滑肌瘤（黏膜下）

★GSD09 子宫平滑肌瘤（肌壁间）

★GSD10 子宫平滑肌瘤（浆膜下）

病历摘要：女，38岁，自觉下腹部有坠胀感，月经不规则，量过多。体查：子宫增大。

观察要点：

（1）子宫黏膜下、肌壁间或浆膜下见一个或多个灰白色结节，大小不等。

（2）结节切面呈编织状，漩涡状，周围有包膜。

（3）瘤结节可有继发改变（黏液样变性、透明变性、坏死等）。

诊断：子宫平滑肌瘤。

★GSD11 葡萄胎

病历摘要：女，26岁，停经2个月，阴道反复不规则流血，并排出少许葡萄样物。体查：子宫增大至耻骨联合上三横指，刮宫刮出多量葡萄状绒毛。

观察要点：标本为子宫腔内刮出物的一小部分，胎盘绒毛已失去原有形态，形成肿胀、半透明的水泡，状如葡萄，芝麻至黄豆大，并有细长灰白色的蒂彼此相连。

诊断：葡萄胎。

★GSD12 侵蚀性葡萄胎

病历摘要：女，31岁，停经2个月，阴道不规则流血7天，于3周内先后刮宫2次，仍有阴道流血。痰中带血丝，持续数天。多次检查见子宫逐渐增大。

观察要点：

（1）子宫体积增大，肌层增厚，宫腔内见水泡状绒毛。

（2）肿瘤浸润子宫肌层并破坏部分子宫壁，伴明显出血。

诊断：侵袭性葡萄胎。

★GSD13 卵巢浆液性囊腺瘤

病历摘要：女，35岁，发现腹部肿物9个多月，时有胀痛感。

观察要点：肿瘤如拳头大或儿头大，表面光滑，切面见大小不一的囊腔1~2个，大囊薄，其中内容物已流走，囊内壁无乳头形成。

诊断：卵巢浆液性囊腺瘤。

★GSD14 卵巢黏液性囊腺瘤

病历摘要：女，28岁，自觉腹部肿块伴下腹痛、腹胀8个多月，停经7个月。手术见左卵巢肿物，大小约为18 cm×9 cm×8 cm。

观察要点：

（1）肉眼上已见不到正常的卵巢组织。肿瘤巨大（约为11 cm×7 cm），表面光滑，部分区域见包膜呈半透明、囊性，略向表面隆起。

（2）切面肿瘤由大小不等的囊腔构成（称为多囊性），腔内充满灰白色半透明胶冻状物（固定后的黏液），囊内壁无乳头形成。

诊断：卵巢黏液性囊腺瘤。

★GSD15 卵巢浆液性乳头状囊腺瘤

病历摘要：女，47岁，下腹部肿物4个月，隐痛。月经周期无改变。

观察要点：

（1）肿瘤取自卵巢部位，原有卵巢组织已不见，肿瘤大小为 8 cm×9 cm×9.5 cm，表面光滑，可见少量血管。

（2）切开为单房性囊肿，囊壁薄，灰白半透明，囊内有淡黄色澄清液体，囊壁可见许多乳头状突起向腔内生长，灰白色，质脆。

诊断：卵巢浆液性乳头状囊腺瘤。

★GSD16 卵巢黏液性乳头状囊腺瘤

病历摘要：女，39岁，下腹部隐痛5个月，时有胀痛。

观察要点：肿瘤表面光滑，肿瘤中形成大小不等的多个囊腔，其中充满黏稠黏液，囊壁可见许多乳头状突起，灰白色，质脆。

诊断：卵巢黏液性乳头状囊腺瘤。

★GSD17 卵巢黏液性囊腺癌

病历摘要：女，45岁，下腹部包块4个月，伴隐痛。

观察要点：肿瘤切开可见多个大小不一的囊腔，腔内充满黏稠液体，囊壁可见较多乳头状突起，伴出血、坏死，局部囊壁明显增厚。

诊断：卵巢黏液性囊腺癌。

★GSD18 卵巢性索间质肿瘤

病历摘要：女，52岁，无意中发现左下腹包块1年，无明显增大及其他不适。

观察要点：肿瘤呈卵圆形，分叶状，表面光滑，有包膜，切面实性，灰白色。

诊断：卵巢性索间质肿瘤。

★GSD19 卵巢颗粒细胞瘤

病历摘要：女，50岁，右下腹肿块3个月，有功能失调性子宫出血病史。

观察要点：肿瘤呈椭圆形，分叶状，表面光滑，切开呈实性，切面组织脆而软，可见少量出血坏死。

诊断：卵巢颗粒细胞瘤。

★GSD20 卵巢癌

病历摘要：女，55岁，右侧下腹部疼痛伴坠胀感6个月，体查：右腹股沟可触及数个蚕豆至黄豆大小固定不动淋巴结，个别黏连。

观察要点：肿瘤呈囊性，囊壁不光滑，可见许多乳头突向囊腔生长，囊内充满血性液体。

诊断：卵巢癌。

★GSD21 畸胎瘤

病历摘要：女，39 岁，右下腹逐渐膨大 6 个月，手术见子宫右侧肿物。

观察要点：肿瘤包膜完整，表面光滑，暗灰色，囊状，囊内充满黄色油脂状物和毛发，偶见骨、牙齿，卵巢组织已萎缩消失。

诊断：卵巢畸胎瘤。

★GSD22 前列腺癌

病历摘要：男，68 岁，尿频、尿不净 9 个月，偶见血尿。体查：直肠指检发现前列腺呈结节状，质地坚硬。血清 PSA 升高。

观察要点：肿瘤呈灰黄色，质硬，与周围组织分界不清，并浸润精囊腺。

诊断：前列腺癌。

★GSD23 精原细胞瘤

病历摘要：男，48 岁，右侧睾丸肿大 6 个月，体查：右侧睾丸肿大至拳头大小。

观察要点：肿瘤大小为 8 cm×7 cm×6.5 cm，结节状，质实，切面质软呈灰黄色、鱼肉状。睾丸原本轮廓尚保存。

诊断：精原细胞瘤。

★GSD24 附睾癌

病历摘要：男，35 岁，左侧睾丸肿大伴沉重感 5 个月，近 2 个月睾丸肿大迅速，并出现疼痛。

观察要点：肿瘤表面不光滑，呈结节状，与周围组织界限不清，质硬，浸润周围软组织。

诊断：附睾癌。

★GSD25 阴茎癌

病历摘要：男，45 岁，阴茎龟头部发现小肿块 6 个月，近 1 个月生长迅速并糜烂，表面见许多黄白色分泌物，有臭味。

观察要点：

（1）阴茎龟头部有一肿物，呈菜花状，灰白色，有出血坏死。

（2）切面见灰白色的瘤组织已经向深部组织浸润，与周围组织分界不清。

诊断：阴茎癌。

★GSD26 乳腺纤维腺瘤

病历摘要：女，22 岁，左乳房发现肿物半年，逐渐增大。体查：左乳房外下象限有鸡蛋大肿物，可移动。

观察要点：肿瘤呈球形，4 cm×4 cm×3 cm 大小，包膜完整，质地坚实，切面灰白，可见交叉的纤维条索。

诊断：乳腺纤维腺瘤。

★ GSD27 乳腺癌

病历摘要：女，42岁，发现右侧乳腺肿块6个多月，逐渐增大。体查：右乳外上方皮肤呈橘皮样外观，外上象限可触及一鸡蛋大小肿物，质硬，不能移动。

观察要点：

（1）标本为乳腺一部分或大部分，表面见乳头下陷，皮肤下陷出现小凹呈橘皮样，乳晕肿胀。

（2）切面乳头下见一灰白色肿块，周围无包膜，呈条索状（树根状）向黄色的脂肪组织内浸润生长。

诊断：乳腺癌。

★ GSD28 乳腺癌浸润至皮肤

病历摘要：女，45岁，左侧乳房肿块1年，肿块如鸡蛋大小，质硬，与皮肤黏连，固定不能移动，同侧腋窝下淋巴结肿大。

观察要点：肿瘤灰红色，边界不清，瘤组织像树根样向周围组织浸润，深部达黄色脂肪组织，浅处达表面皮肤，表面皮肤凹凸不平，呈橘皮样外观。乳腺旁有肿大的淋巴结，切面灰白色，质硬，相互黏连。

诊断：乳腺癌浸润至皮肤。

★ GSD29 双子宫

病历摘要：病史不详。

观察要点：可见两个子宫与同一阴道相连，切面可见宫腔完整，内膜光滑。

诊断：双子宫。

★ GSD30 繁状胎盘

病历摘要：病史不详。

观察要点：胎盘圆形，明显增厚达4~5 cm，可见大量灰黑色绒毛。

诊断：繁状胎盘。

★ GSD31 胎盘植入

病历摘要：女，24岁。胎儿经阴道分娩后，阴道流血。

观察要点：胎盘部分绒毛穿入至子宫肌层，不易分离。

诊断：胎盘植入。

（二）切片标本

GSD01 慢性宫颈炎（图 11.1）

观察要点：

（1）宫颈黏膜部分鳞状上皮脱落，上皮增生鳞状上皮化生及不典型增生。

（2）黏膜下组织血管扩张充血，间质水肿。

（3）慢性炎细胞浸润，部分区域可见腺体增生、扩张成囊状。

（4）潴留囊肿形成。

诊断：慢性宫颈炎。

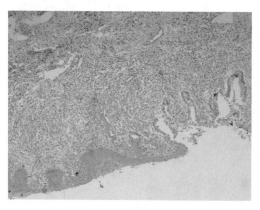
低倍（×100）

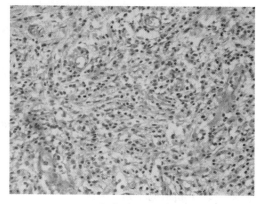
高倍（×400）

图 11.1

GSD02 宫颈鳞癌（图 11.2）

观察要点：宫颈组织其中大部分被癌组织代替，癌组织呈不规则片状、团块状和巢状分布。癌细胞体积小，核呈圆形或卵圆形，核分裂象多见，在分化好的区域有向鳞状上皮分化的特点，似棘层细胞及不全角化细胞。局部区域表皮呈原位癌改变。

诊断：宫颈鳞癌。

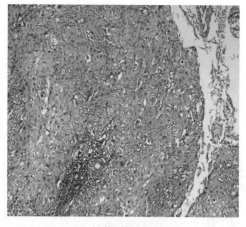
低倍（×100）

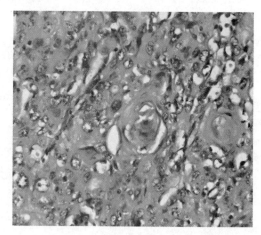
高倍（×400）

图 11.2

GSD03 子宫内膜增生症（图 11.3）

观察要点：子宫内膜腺体显著增生，而间质很少。腺体数量增多，大小不一，分布不均，有的腺体扩张成囊状，有的腺体排列密集靠拢，犹如腺瘤样结构。

诊断：子宫内膜增生症。

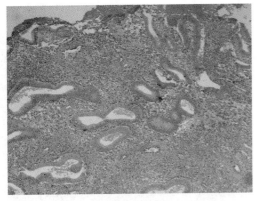
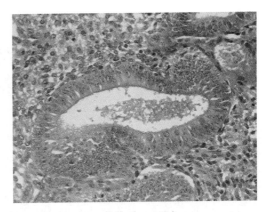

低倍（×100）　　　　　　　　　　高倍（×400）

图 11.3

GSD04 子宫平滑肌瘤（图 11.4）

观察要点：

（1）瘤细胞束状或旋涡状排列，瘤细胞呈长梭形。

（2）肿瘤组织与周围正常组织境界清楚。

诊断：子宫平滑肌瘤。

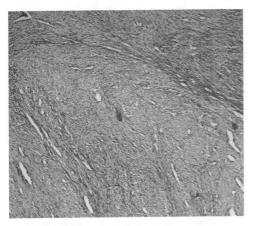
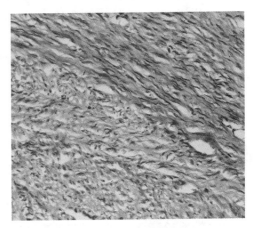

低倍（×100）　　　　　　　　　　高倍（×400）

图 11.4

GSD05 葡萄胎（图 11.5）

观察要点：

（1）切片取自葡萄胎组织肿大的水泡状绒毛，在制片过程中，部分水分已脱失，故肉眼见切片上水泡状组织已不明显，呈不规则破碎状。

（2）低倍镜下见绒毛间质呈高度水肿及黏液样变，其中小血管均消失不见。

（3）水肿绒毛外层围绕以细胞滋养层细胞与合体滋养层细胞，与正常绒毛相似，但在有的地方，两种细胞显著增生，形成不规则团块，但其分化良好，与正常绒毛膜上皮细胞无明显区别，找不到核分裂象。

诊断：葡萄胎。

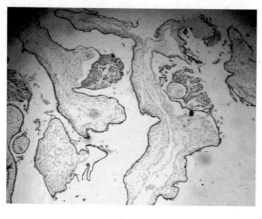
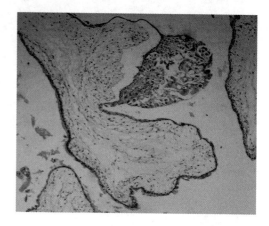

低倍（×40）　　　　　　　　　　低倍（×100）

图 11.5

GSD06 绒毛膜癌（图 11.6）

观察要点：

（1）标本取自子宫腔内肿物，切片中未见子宫壁结构。

（2）切片中有大量血块（纤维素、红细胞及少量白细胞）和肿瘤细胞团。

（3）瘤细胞有两种成分：

① 一种与胎盘绒毛膜的合体细胞相似，细胞大，胞浆红染，核大深染，并可见多核；另一种与细胞滋养层相似，细胞呈立方形或多边形，胞浆透明，核圆形，空泡状。

② 两种细胞成分均有明显增生和异型性，互相混杂成团。

（4）无绒毛结构，无间质成分。

诊断：绒毛膜癌。

思考题：

（1）侵袭性葡萄胎与绒毛膜癌镜下有何区别？

（2）绒毛膜癌镜下的主要特点是什么？多见以何种转移途径？为什么？

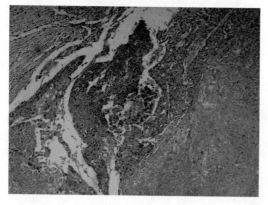
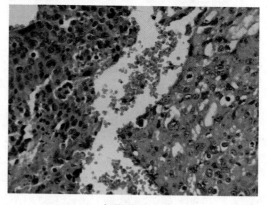

低倍（×100）　　　　　　　　　　高倍（×400）

图 11.6

GSD07 卵巢黏液性囊腺瘤（图 11.7）

观察要点： 肿瘤囊壁由结缔组织构成，被覆上皮为单层高柱状上皮细胞，胞浆含清亮黏液，核位于基底部，大小一致，无明显异型性。

诊断： 卵巢黏液性囊腺瘤。

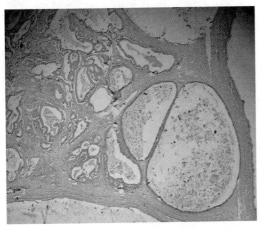 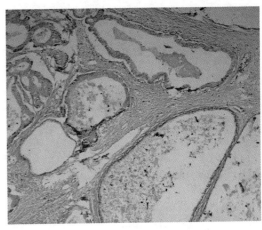

低倍（×40）　　　　　　　　　　　低倍（×100）

图 11.7

GSD08 前列腺增生（图 11.8）

观察要点： 可见前列腺的腺体、平滑肌及纤维结缔组织均有明显增生，增生上皮形成乳头状突入腺腔，有的腔内有分泌物。

诊断： 前列腺增生。

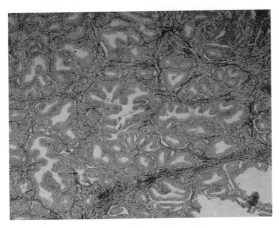 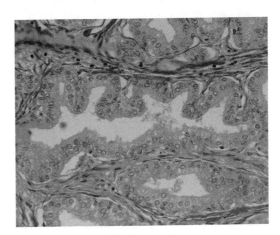

低倍（×100）　　　　　　　　　　　高倍（×400）

图 11.8

GSD09 阴茎鳞癌（图 11.9）

观察要点： 癌细胞排列呈巢状，分化较好，有明显的角化，可见角化珠和似棘细胞。

诊断： 阴茎鳞癌。

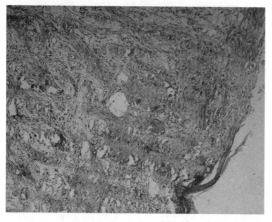 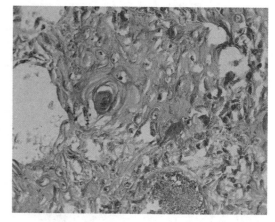

低倍（×100）　　　　　　　　　　高倍（×400）

图 11.9

GSD10 乳腺纤维腺瘤（图 11.10）

观察要点： 切片取自乳腺肿物。

（1）镜下未见正常乳腺小叶结构。

（2）肿瘤实质由增生的纤维组织和腺管两种成分构成。肿瘤的纤维成分染色较浅，细胞梭形，大小较一致；核梭形，深染。腺管成分分布于纤维之中，大小不一，弥散分布。腺上皮细胞呈矮立方形，单层或多层，核深染，大小一致。

（3）纤维组织成分中可见一些血管，为肿瘤间质。

诊断： 乳腺纤维腺瘤。

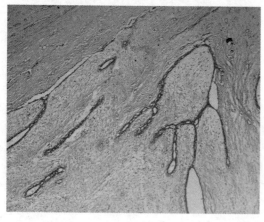 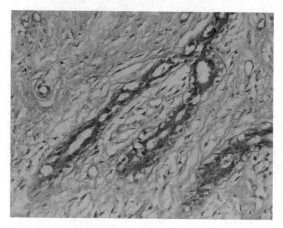

低倍（×100）　　　　　　　　　　高倍（×400）

图 11.10

GSD11 乳腺导管内原位癌（图 11.11）

观察要点： 癌组织内可见导管扩张，基底膜完整，管内充满癌细胞，间质无浸润病灶。部分导管中心明显的坏死，又称"粉刺癌"。部分导管内癌细胞呈筛状排列，称"筛状癌"。细胞大小一致，分化较好。

诊断： 乳腺导管内原位癌。

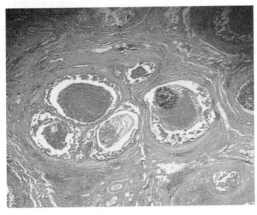 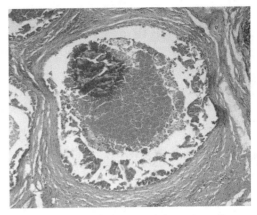

低倍（×100）　　　　　　　　　　高倍（×400）

图 11.11

GSD12 乳腺浸润型导管癌（图 11.12）

观察要点：

（1）低倍镜：见大量片块状及粗大条索状癌细胞团。

（2）高倍镜：癌细胞较大，多形性较明显，核大，呈紫兰色，核仁清楚，核异型性明显，核分裂象多见。间质为纤维结缔组织和血管，通常无淋巴细胞浸润。有些区域纤维组织多，癌细胞少（硬癌），有些区域纤维组织少，癌细胞多（不典型髓样癌）。

诊断： 乳腺浸润性导管癌。

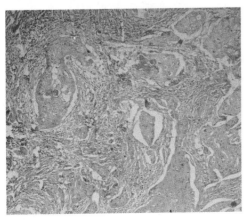 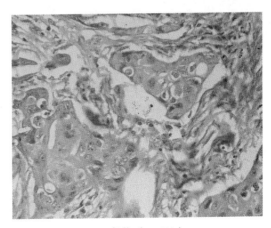

低倍（×100）　　　　　　　　　　高倍（×400）

图 11.12

三、复习与思考

（1）比较水泡状胎块、侵袭性葡萄胎与绒毛膜癌的异同及联系。

（2）妇女乳腺发现肿块时，要想到可能是哪些疾病，它们各有何特点？

四、病例讨论

病例一：

病历摘要：患者，女，60岁，一年前有不规则阴道出血及大量恶臭白带。半年前开始腹痛，有脓血便，量不多，每日3~4次，同时有里急后重，无发热，食欲尚可。3个月前左下肢肿胀并伴有腰骶部疼痛，小便正常，无咳嗽咳痰。30年前曾有结核病史。体格检查：Bp150/90 mmHg，轻度贫血，体质消瘦，心肺（－）。腹稍胀，下腹部有压痛，左侧腹股沟有一不规则肿块，固定不易推动，下腹壁及左下肢水肿。肛门指诊：直肠前壁可触及一稍硬而不规则的肿块，有压痛，指套带血。妇科检查：外阴水肿，阴道不规则狭窄，宫颈外口有一菜花状肿块突入阴道，并浸润阴道壁。实验室检查：血常规：Hb85 g/L，WBC5.6×10^9/L，N0.72，L0.28。大便常规：脓血便，红细胞（＋＋＋），脓细胞（＋），红细胞（＋＋）。

病理诊断：鳞状细胞癌。

讨论题：

（1）该病人应诊断为什么病？

（2）脓血便的原因是什么？

（3）下肢水肿的发生机制是什么？

病例二：

病历摘要：患者，女，48岁，乳房包块1年，生长速度加快月余。1年前无意中发现左乳腺外上方有一黄豆大小的肿块，无疼痛，局部不红不热，未引起重视。近1个月生长速度较快，现已长大至拇指大，乃就诊入院。体格检查：双乳不对称，左侧外上象限明显隆起。皮肤表面呈橘皮样改变，乳头略向下凹陷。扪之发现一个2.5 cm直径的包块，质地较硬，边界欠清楚，较固定。左侧腋窝可触及2个黄豆大淋巴结。临床诊断：乳腺癌伴左腋下淋巴结转移。手术中病理发现：肿瘤直径约2 cm，呈浸润性生长，状如蟹足，质灰白，有浅黄色小点。镜检：见瘤细胞成巢状排列，与间质分界清楚。瘤细胞呈条索状，无腺腔形成。瘤细胞大小、形态不一，核深染可见病理性核分裂象。巢状瘤细胞之间为大量的纤维增生，其中见到新生的小血管。

讨论题：

（1）本病的病理学诊断是什么？

（2）乳房皮肤的局部表现是怎样形成的？

（3）腋下淋巴结可能有何病变？

（4）肿瘤手术切除的范围与肿瘤的生物学行为有何关系？

病例三：

病历摘要：女性，30岁，农民。1年前人工流产1次，近2个月来阴道不规则出血，时常有咳嗽、咳血、胸痛、头痛、抽搐等症状，伴全身乏力，食欲减退。死前1天早晨起床后突感头痛，随即倒地，昏迷，瞳孔散大，呼吸、心跳停止。

尸检：患者消失贫血状，腹腔内有血性液体约 400 mL，双侧胸腔中也有同样性状液体100 mL。心脏：重 320 g，外膜光滑，未见增厚、黏连。脾脏：重 160 g。肝脏：重 3 200 g，表面有数个 1~2.5 cm 直径的出血结节，结节中心出血坏死，中心凹陷，形成癌脐，切面上见数个出血结节，有融和。肺：表面有 1 cm 直径的结节伴出血、坏死。左右两侧肾各 120 g，未见病变。脑表面有多个出血性病灶，直径 1.5 cm，脑组织水肿。子宫后壁见直径 3 cm 的出血性结节，质脆而软，浸润子宫肌层并穿破肌壁达浆膜，在子宫后盆腔也有不规则出血性肿块，两侧卵巢上可见黄体囊肿。

讨论题：
作出病理诊断并解释临床表现。

五、常用词汇

chronic cervicitis	慢性子宫颈炎
Nabothian cyst	纳博特囊肿
cervical carcinoma	子宫颈癌
cervical epithelial dysplasia	子宫颈上皮非典型增生
carcinoma in situ	原位癌
cervical intraepithelial neoplasia, CIN	子宫颈上皮内瘤变
squamous cell carcinoma of the cervix	子宫鳞状细胞癌
microinvasive squamous cell carcinoma	微小浸润性鳞状细胞癌
invasive carcinoma	浸润癌
endometriosis	子宫内膜异位症
adenomyosis	子宫腺肌病
endometrial hyperplasia	子宫内膜增生症
endometrial adenocarcinoma	子宫内膜腺癌
leiomyoma of uterus	子宫平滑肌瘤
gestational trophoblastic disease, GTD	滋养层细胞疾病

human chorionic gonadotropin, HCG	人类绒毛膜促性腺激素
hydatidiform mole	葡萄胎
syncytiotrophblast	合体滋养层细胞
cytotrophoblast	细胞滋养层细胞
invasive mole	侵蚀性葡萄胎
choriocarcinoma	绒毛膜癌
teratoma	畸胎瘤
benign prostatic hyperplasia	良性前列腺增生
prostatic cancer	前列腺癌
prostatic-specific antigen, PSA	前列腺特异性抗原
fibrocystic changes	乳腺纤维囊性变
fibroadenoma	纤维腺瘤
intraductal carcinoma in situ	导管内原位癌
comedocarcinoma	粉刺癌
noncomedo intraductal carcinoma	非粉刺型导管内癌
lobular carcinoma in situ	小叶原位癌
invasive ductal carcinoma	浸润性导管癌
invasive lobular carcinoma	浸润性小叶癌
Paget disease	佩吉特病
estrogen receptor, ER	雌二醇受体
progesterone receptor, PR	孕激素受体

六、参考文献

［1］ 李玉林. 病理学. 8版. 北京：人民卫生出版社，2013.

［2］ 成令忠. 组织学与胚胎学. 4版. 北京：人民卫生出版社，1995.

［3］ 吴在德. 外科学. 5版. 北京：人民卫生出版社，2001.

［4］ 刘彤华. 诊断病理学. 北京：人民卫生出版社，2000.

［5］ 乐杰. 妇产科学. 5版. 北京：人民卫生出版社，2001.

［6］ Christopher DM Fletcher. Diagnostic Histopathology of Tumors. USA, 2001.

［7］ 郑香玲. HPV 感染与尖锐湿疣及癌变等相关性分析[J]. 临床与实验病理学杂志，1999，15(1)：88.

第十二章

内分泌系统疾病

一、目的要求

（1）掌握单纯性甲状腺肿和毒性甲状腺肿的病理变化及区别。

（2）熟悉甲状腺肿瘤的组织学类型。

（3）掌握糖尿病的病变特点。

【本章重点】

1. 甲状腺肿

甲状腺肿主要表现为甲状腺体积的增大，根据是否有甲状腺功能亢进，分为毒性和非毒性甲状腺肿两大类。

非毒性甲状腺肿亦称单纯性甲状腺肿，是由于缺碘使甲状腺素分泌不足、促甲状腺素（TSH）分泌增多、甲状腺滤泡上皮增生、胶质堆积而使甲状腺肿大，一般不伴随甲状腺功能亢进。临床表现为甲状腺肿大。病理变化分为增生期、胶质贮积期、结节期。

毒性甲状腺肿是指血中甲状腺素过多，作用于全身各组织所引起的临床综合征，临床上统称为甲状腺功能亢进症，简称甲亢，又称为突眼性甲状腺肿，其发病机理一般认为和自身免疫有关。临床表现为甲状腺肿大，T3、T4基础代谢率和神经兴奋性升高。光镜下以上皮细胞吸收空泡为其判定特征。

2. 甲状腺肿瘤

甲状腺腺瘤是甲状腺最常见的良性肿瘤，常单发，直径 3~5 cm，包膜完整，压迫周围正常组织。组织学上分为滤泡性腺瘤、乳头状腺瘤两种。甲状腺腺癌根据起源组织分为滤泡性腺癌、乳头状腺癌、未分化癌和髓样癌。乳头状癌最常见，恶性程度低。滤泡性腺癌镜下与腺瘤不易区别，须根据包膜、血管及神经等是否有浸润来确定诊断。髓样癌由滤泡旁细胞发生，组织学以肿瘤间质内有大量淀粉样物质沉着为特征。未分化癌少见，分化极差，恶性程度高，常发生组织浸润和转移，组织学分为小细胞癌和巨细胞癌。

3. 糖尿病

糖尿病是一种体内胰岛素相对或绝对不足及靶细胞对胰岛素敏感性降低，或胰岛素本身存在结构上的缺陷而引起的碳水化合物、脂肪和蛋白质代谢紊乱的一种慢性疾病。主要特点：高血糖、糖尿。临床表现：多饮、多食、多尿和体重减少（即"三多一少"）分型及特点。原发性糖尿病 1 型糖尿病（胰岛素依赖型）：青少年发病，起病急，病情重，发展快，胰岛 B 细胞明显减少，血中胰岛素降低，易出现酮症，治疗依赖胰岛素。2 型糖尿病（非胰岛素依赖型）：成年发病，起病缓慢，病情较轻，发展较慢，胰岛数目正常或轻度减少，血中胰岛素可正常、增多或降低，无抗胰岛细胞抗体，无其他自身免疫反应的表现。本型肥胖者多见，不易出现酮症，可不依赖胰岛素治疗。

二、实习内容

	大体标本		切片标本
★ESD01	甲状腺肿	ESD01	弥漫性非毒性甲状腺肿
★ESD02	单纯性甲状腺肿	ESD02	弥漫性毒性甲状腺肿
★ESD03	结节性甲状腺肿	ESD03	甲状腺瘤
★ESD04	甲状腺腺瘤	ESD04	甲状腺癌
★ESD05	甲状腺囊腺瘤		
★ESD06	甲状腺腺瘤伴出血		
★ESD07	甲状腺腺瘤伴囊肿		
★ESD08	甲状腺腺瘤伴钙化		
★ESD09	甲状腺癌		

（一）大体标本

★ESD01 甲状腺肿

病历摘要：女，22 岁，颈部肿块 8 年。肿块逐年增大，有压迫感。

观察要点：甲状腺弥漫性肿大，质地较硬，表面光滑，无结节，切面呈棕褐色半透明胶冻状。

诊断：甲状腺肿。

★ESD02 单纯性甲状腺肿

病史摘要：女，26 岁，怀孕后发现颈前部肿块，并逐渐增大，有压迫感，并出现轻度声音嘶哑。

观察要点：甲状腺弥漫性肿大，质地坚实，切面呈棕褐色，部分区域呈囊性扩张，充满褐色半透明胶质。

诊断：单纯性甲状腺肿。

★ESD03 结节性甲状腺肿

病历摘要： 女，30 岁，颈前肿块 10 余年，逐渐增大。体查：颈前可触及多个大小不一结节状肿物，结节软硬不一，随吞咽上下移动。

观察要点： 甲状腺呈不对称性肿大，表面凹凸不平呈结节状，切面见多个大小不等的结节。结节边界清楚，可见纤维包膜，结节呈多彩性（黄色或棕红色），并见有陈旧性出血（呈黑色）及囊性变。

诊断： 结节性甲状腺肿（非毒性甲状腺肿结节期）。

★ESD04 甲状腺腺瘤

★ESD05 甲状腺囊腺瘤

★ESD06 甲状腺腺瘤伴出血

★ESD07 甲状腺腺瘤伴囊肿

★ESD08 甲状腺腺瘤伴钙化

病历摘要： 女，46 岁，左侧颈部肿块，生长缓慢，逐渐增大，界限清楚，随吞咽上下移动。

观察要点： 肿瘤呈椭圆形，灰白色，有完整包膜，压迫周围正常甲状腺组织，切面呈棕褐色，有的标本呈实性，有的标本形成囊腔，呈囊性变，有的标本并发出血，局部呈灰黑色，有的标本并发钙化，可见灰白色颗粒状或条索状。

诊断： 甲状腺腺瘤。

★ESD09 甲状腺癌

病历摘要： 女，41 岁，发现左侧颈部肿块 2 个月。体查：左侧颈前区可触及一鸡蛋大小肿块一个，质硬，边界不清，左侧颈部触及肿大淋巴结一枚，直径 1.5 cm。

观察要点： 肿瘤呈椭圆形、鸡蛋大，表面分叶状，切面肿瘤质硬，呈灰白色，部分呈小囊状，内含胶质。包膜不完整，包膜外可见数个芝麻至黄豆大灰白色小结节。

诊断： 甲状腺腺癌。

（二）切片标本

ESD01 弥漫性非毒性甲状腺肿（图 12.1）

观察要点：

（1）部分滤泡上皮呈柱状/乳头样增生，小滤泡形成。

（2）部分上皮萎缩，胶质贮积，滤泡腔扩张，滤泡上皮细胞变扁平。

（3）间质纤维组织增生、间隔包绕形成大小不一的结节状病灶。

诊断：弥漫性非毒性甲状腺肿。

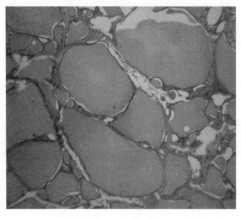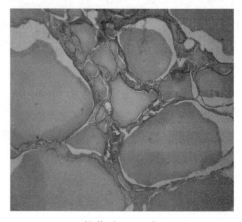

低倍（×100）   低倍（×100）

图 12.1

ESD02 弥漫性毒性甲状腺肿（图 12.2）

观察要点：

（1）甲状腺腺泡弥漫性增生，腺泡扩大，形状不规则。

（2）腺泡上皮细胞呈高柱状，并常形成乳头状向腺腔突起。

（3）腺泡内胶质样物少而稀薄，着色淡；在上皮细胞与稀薄之类胶质物之间有大量排列成行的空泡存在，为胶样物被吸收所致。

（4）间质血管显著，少数切片见间质中有灶性淋巴细胞浸润。

诊断：弥漫性毒性甲状腺肿（甲亢）。

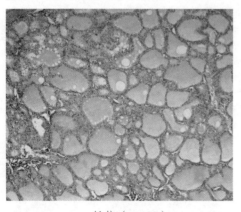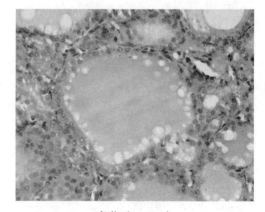

低倍（×100）   高倍（×400）

图 12.2

ESD03 甲状腺腺瘤（图 12.3）

观察要点：

切片取自甲状腺肿物。

（1）肿瘤一边可见薄层致密红染的纤维包膜，包膜外可见一些受压变扁的正常甲状腺滤泡。

（2）肿瘤实质为大小不等的滤泡，滤泡由立方的滤泡上皮细胞围成，其核深染，大小一致；滤泡中充满红染的胶质，其形态与正常甲状腺滤泡相似。有些地方瘤细胞成小团状，未形成滤泡。

（3）肿瘤间质由少量血管和结缔组织所构成。

诊断： 甲状腺瘤。

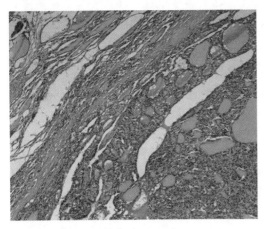
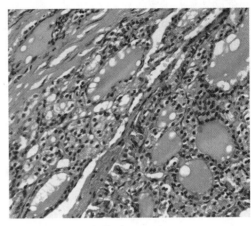

低倍（×100）　　　　　　　　　　高倍（×400）

图 12.3

ESD04 甲状腺癌（图 12.4）

观察要点： 镜下见肿瘤细胞呈乳头状排列，分支较多，乳头中央为纤维组织及血管。瘤细胞立方形或柱状，胞浆较丰富。细胞核多位于基底部，核呈空泡状或毛玻璃样，染色质稀少，无核仁。可见瘤组织浸润血管。

诊断： 甲状腺乳头状腺癌。

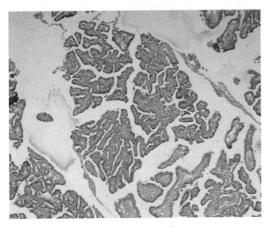
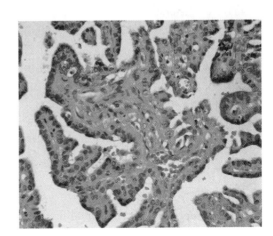

低倍（×100）　　　　　　　　　　高倍（×400）

图 12.4

三、复习与思考

简述弥漫性毒性甲状腺肿和弥漫性非毒性甲状腺肿的镜下区别。

四、病例讨论

病历摘要：患者，女性，31 岁，因心悸、怕热多汗，食欲亢进，消瘦无力，体重减轻来院就诊。体格检查：T37 ℃，P98 次/分，R20 次/分，Bp150/70 mmHg。双眼球突出，睑裂增宽。双侧甲状腺弥漫性对称性中度肿大，听诊有血管杂音。心率 98 次/分，心尖部可闻及 I级收缩期杂音。肺部检查无异常发现。腹平软，肝脾未触及。基础代谢率＋57%（正常范围－10%～＋15%）。T3、T4 水平升高，甲状腺摄 I131 率增高。入院后行甲状腺次全切术，标本送病理检查。

病理检查：肉眼见甲状腺弥漫性肿大，但仍保持甲状腺原有形状，表面光滑。切面结构致密，略呈分叶状，质实，灰红色，呈新鲜牛肉状外观。镜下可见甲状腺滤泡弥漫性增生，上皮细胞呈柱状，并形成乳头状结构突向滤泡腔。滤泡腔较小，腔内胶质少而稀薄，靠近上皮边缘有成排的吸收空泡。间质血管丰富，明显充血，有大量淋巴细胞浸润并有淋巴滤泡形成。

讨论题：根据上述资料，请写出病理诊断并提出诊断依据。

五、常用词汇

diffuse nontoxic goiter	弥漫性非毒性甲状腺肿
diffuse toxic goiter	弥漫性毒性甲状腺肿
thyroid adenoma	甲状腺腺瘤
thyroid carcinoma	甲状腺癌
papillary carcinoma	乳头状癌
follicular carcinoma	滤泡癌
medullary carcinoma	髓样癌
undifferentiated carcinoma	未分化癌
calcitonin	降钙素
thyroglobulin	甲状腺球蛋白
diabetes mellitus	糖尿病
insulin-dependent diabetes mellitus, IDDM	胰岛素依赖型糖尿病
non-insulin-dependent diabetes mellitus, NIDDM	非胰岛素依赖型糖尿病

六、参考文献

[1] 李玉林. 病理学. 8 版，北京：人民卫生出版社，2013.

[2] 成令忠. 组织学与胚胎学. 4 版，北京：人民卫生出版社，1995.

[3] 吴在德. 外科学. 5 版，北京，人民卫生出版社，2001.

[4] 文达辉，叶德钢，李仲宏. 甲状腺肿块 30 例超声诊断与手术及病理结果分析[J]. 中国医学影像技术，1997：233.

[5] 汪华，赵金扣，杨学行，等. 地方性高碘甲状腺肿流行病学调查[J]. 江苏预防医学 1997(04)：2-4.

[6] 孙逊，孟祥伟. 618 例甲状腺腺瘤与结节性甲状腺肿的临床误诊分析[J]. 吉林医学 2002(6)：359.

第十三章

神经系统疾病

一、目的要求

（1）掌握小脑扁桃体疝的病变特点。

（2）熟悉常见中枢系统肿瘤的形态特征。

（3）掌握流行性脑脊髓膜炎和流行性乙型脑炎的病理变化及临床病理联系。

【本章重点】

1. 神经系统基本病变

神经元的基本病变包括神经元的急性坏死、单纯神经元萎缩、中央型 Nissl 小体溶解、神经元胞质内包含体形成；神经纤维基本病变包括轴突反应（Waller 变性）、神经元纤维变性或神经元纤维缠结；神经胶质细胞基本病变包括卫星现象、噬神经细胞现象、格子细胞、胶质结节。

2. 流行性脑脊髓膜炎

流行性脑脊髓膜炎是由脑膜炎双球菌引起的急性传染病。病变主要为脑脊髓膜的急性化脓性炎症。基本病变为脑脊髓膜血管扩张充血，蛛网膜下腔内有大量中性白细胞浸润。临床表现为颅内压升高，脑膜刺激症，出现颈项强直及角弓反张体征，脑脊液改变呈混浊或脓样是本病的一个重要诊断依据。

3. 流行性乙型脑炎

流行性乙型脑炎是由乙型脑炎病毒引起的急性传染病，以变质性炎症改变为主。病变主要在脑脊髓实质、基底核、间脑、中脑最严重，脊髓病变较轻。组织学改变有：① 血管变化和炎症反应，并有淋巴细胞围绕血管周围间隙作套状浸润。② 神经细胞的变性、坏死或液化，常形成神经细胞卫星现象和噬神经细胞现象。③ 脑软化灶形成，由灶性神经组织坏死或液化，形成染色浅而疏松结构；胶质细胞增生，形成小胶质细胞结节。

二、实习内容

大体标本		切片标本	
★NSD01	小脑水肿	NSD01	急性化脓性脑膜炎
★NSD02	脑积水	NSD02	流行性乙型脑炎
★NSD03	流行性脑脊髓膜炎		
★NSD04	脑炎		
★NSD05	脑出血		
★NSD06	小脑血肿		
★NSD07	脑膜瘤		
★NSD08	神经鞘瘤		
★NSD09	神经纤维瘤		

（一）大体标本

★NSD01 小脑水肿

病历摘要：病史不详。

观察要点：小脑体积中度增大，脑沟变浅，脑回增宽，切面呈实性，脑组织肿胀。

诊断：小脑水肿。

★NSD02 脑积水

病历摘要：女，1岁，头围增大，前囟隆起4个月，发育差。半岁时曾患化脓性脑膜炎病史。

观察要点：双侧脑室扩张，大脑皮质及白质萎缩变薄。

诊断：脑积水。

★NSD03 流行性脑脊髓膜炎

病历摘要：男，2岁，发热、头痛5天，喷射性呕吐1天。体查：体温39℃，颈强直。腰穿：压力高，脑脊液浑浊。

观察要点：蛛网膜、软脑膜血管扩张充血，脑沟内大量灰黄色脓性渗出物，脑沟回结构不清。

诊断：流行性脑脊髓膜炎。

★NSD04 脑炎

病历摘要：男，10 岁，高热 7 天，嗜睡 4 天，昏迷逐渐加深，并有抽搐、呕吐。呼吸循环衰竭死亡。

观察要点：

（1）脑表面蛛网膜下腔血管充血，脑回变扁变宽，脑沟变浅。

（2）脑冠状切面见散在或成堆的软化灶，针头至米粒大，稍从切面下陷，以丘脑最为严重，其次为脑顶部皮质部分。

诊断：流行性乙型脑炎。

★NSD05 脑出血

病历摘要：男，68 岁，今晨在厕所大便突然昏倒不醒，口吐白沫。既往有高血压病史 20 余年。

观察要点：大脑水平切面，右侧大脑较左侧肿大，于右侧内囊膝部及后肢及部分丘脑有一个 3.5 cm × 2.5 cm 范围的出血区（呈黑色），并穿破侧脑室，左右侧脑室均有扩大，其中充满血凝块（部分已脱落）。

诊断：（右侧）大脑内囊出血。

★NSD06 小脑血肿

病历摘要：男，38 岁，车祸至枕部受到撞击，头皮裂伤，昏迷不醒。

观察要点：小脑处见一鸡蛋大小血肿，血肿周围脑组织轻度水肿。

诊断：小脑血肿。

★NSD07 脑膜瘤

病历摘要：男，43 岁，间歇性头痛 10 个月，近 2 个月来头痛加剧，伴呕吐。

观察要点：肿块呈圆形，质地硬韧，有完整包膜，与周围脑组织分界清楚，切面灰白色，呈颗粒状、条索状。相邻脑组织受压变形。

诊断：脑膜瘤。

★NSD08 神经鞘瘤

病历摘要：女，35 岁，头晕头痛 1 年，伴呕吐。

观察要点：肿瘤呈椭圆形约 9 cm × 6 cm × 5 cm 和 5 cm × 4 cm × 2 cm，表面光滑，有完整包膜，切面灰白色，质韧。

诊断：神经鞘瘤。

★NSD09 神经纤维瘤

病历摘要：女，56 岁，背部球形肿物 10 余年，缓慢长大。

观察要点：肿瘤呈球形，表面包绕皮肤，表面光滑，根部有一细长的蒂。切面灰白色，实性。

诊断：神经纤维瘤。

（二）切片标本

NSD01 流行性脑脊髓膜炎（图 13.1）

观察要点：

（1）蛛网膜下腔间隙加大，充满大量的脓性渗出物。

（2）蛛网膜血管高度扩张、充血，蛛网膜下腔增宽，其中见大量中性粒细胞、浆液及纤维素渗出和少量淋巴细胞、单核细胞浸润。

（3）脑实质炎症反应不明显。

诊断：流行性脑脊髓膜炎。

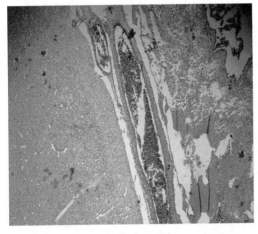 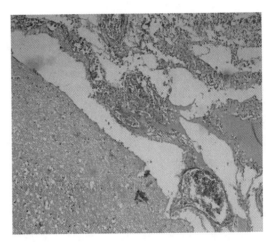

低倍（×40）　　　　　　　　　　　　低倍（×100）

图 13.1

NSD02 流行性乙型脑炎（图 13.2）

观察要点：

（1）脑组织内可见多处疏松呈空网状区域，即液化性坏死形成的软化灶。

（2）脑内血管高度扩张充血，甚至由血流淤滞带及小灶状出血。血管周围间隙增宽，并可见淋巴细胞、单核细胞、浆细胞围绕血管周围间隙呈围管浸润（血管套袖现象）。

（3）部分神经细胞变性坏死，神经细胞肿胀，尼氏小体消失，胞浆内出现空泡，核偏位严重者神经细胞固缩，胞浆及胞核均浓染。

（4）在变性的神经元周围有少数突胶质细胞围绕，形成神经细胞卫星现象。另可见突胶质细胞吞噬变性坏死的神经元，形成噬神经现象。

（5）有处胶质细胞轻度弥漫增生，可见 3~5 成堆的小簇的胶质细胞结节。

诊断：流行性乙型脑炎。

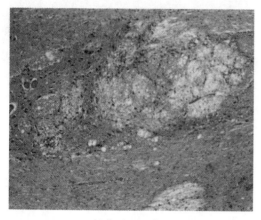
低倍（×40）

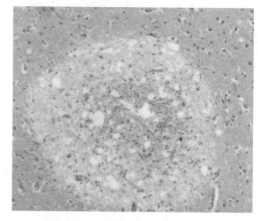
低倍（×100）

图 13.2

三、复习与思考

（1）流行性乙型脑炎病变及临床病理联系。
（2）流行性脑脊髓膜炎病变及临床病理联系。
（3）胶质瘤与其他部位肿瘤有何不同？

四、病例讨论

病历摘要：患者，21 岁，因头痛、发热、呕吐急症入院。患者于 25 天前因受冷感冒头痛，伴畏寒、发热（体温不详），后头痛加剧，呈刺跳痛，尤以前额为甚。10 天前开始呕吐，呈喷射状，内容为食物，无血，当地医院按感冒治疗（药物不详），症状无改善。2 天前感双下肢麻木，乏力，转入我院。既往无特殊病史。体格检查：T40°C，P110 次/分，Bp114/72 mmHg。患者痛苦病容，嗜睡，神志恍惚与医生合作欠佳，双睑无水肿，瞳孔等大对称，对光反射存在，颈硬，无颈静脉怒张。心、肺检查未见异常，腹部稍凹陷，全腹有压痛。神经系统检查：浅反射及腹壁反射减弱，浅感觉存在，深反射减弱，膝反射及跟腱反射未引出，颈强直，克氏征、布氏征阳性。化验检查：WBC9.2×10⁹/L，N0.59，L0.41。脑脊液检查：压力高，糖低，蛋白高，细胞数高，氯化物显著减少，查见抗酸杆菌。X 线检查：双肺上部各有一个结节状阴影，边缘见模糊的云雾状阴影。

讨论题：
（1）患者的主要病变是什么？诊断依据是什么？
（2）本例的症状、体征、化验阳性是怎样引起的？
（3）本例各病之间的关系如何？

五、常用词汇

neuron	神经元
red neuron	红色神经元
Nissl body	尼氏小体
ghost cell	鬼影细胞
simple neuronal atrophy	单纯性神经元萎缩
central chromatolysis	中央型尼氏小体溶解
neurofibrillary degeneration	神经原纤维变性
Wallerian degeneration	**Waller** 变性
demyelination	脱髓鞘
reactive astrogliosis	反应性胶质化
satellitosis	卫星现象
neuronophagia	嗜神经细胞现象
microglial nodule	小胶质细胞结节
gitter cell	格子细胞
herniation	脑疝形成
brain edema	脑水肿
vasogenic edema	血管源性脑水肿
cytotoxia edema	细胞毒性脑水肿
hydrocephalus	脑积水
epidemic cerebrospinal meningitis	流行性脑脊髓膜炎
Kernig sign	曲髋伸膝征
episthotonus	角弓反张
Waterhouse-Friderichsen syndrome	华-佛综合征
epidemic encephalitis B	流行性乙型脑炎
Alzheimer disease, AD	老年性痴呆
Parkinson's disease, PD	原发性震颤性麻痹

六、参考文献

［1］李玉林. 病理学. 8 版. 北京：人民卫生出版社，2013.

［2］李甘地. 病理学. 北京：人民卫生出版社，2001.

［3］杨光华. 病理学. 5 版. 北京：人民卫生出版社，2001.

第十四章

传染病

一、目的要求

（1）掌握结核病的基本病理变化。

（2）掌握原发性肺结核病和继发性肺结核病各型的病变特点及区别。

（3）熟悉肺外器官结核病的病变特点。

（4）掌握伤寒、细菌性痢疾的病理变化及临床病理联系。

【本章重点】

1. 结核病的基本病变

（1）以渗出为主的病变，表现为浆液或浆液纤维素性炎。

（2）以增生为主的病变，具有一定诊断特征的结核结节。镜下典型的结核结节中央常见干酪样坏死，周围绕以许多类上皮细胞和一些郎罕氏巨细胞，外围有多少不等的淋巴细胞和纤维母细胞。

（3）以坏死为主的病变，即干酪样坏死，肉眼观为淡黄色，均匀细腻，质地较实，状如奶酪样物。镜下为红染无结构的颗粒状物。

2. 原发性肺结核

原发性肺结核病指机体第一次感染结核杆菌所引起的肺结核病。肺的原发灶、淋巴管炎和肺门淋巴结结核三者合称原发综合征，是原发性肺结核病的病变特点。当原发结核病恶化时，可通过以下的途径播散，支气管播散、淋巴道播散、血道播散。

3. 继发性肺结核病

继发性肺结核病指机体再次感染结核杆菌后发生的肺结核病，多见于成年人。病变有以下几个特点，病变多从肺尖开始，病变发生迅速、剧烈，病程较长，新旧病变交杂。继发性肺结核有以下几种常见类型：局灶型肺结核、浸润型肺结核、慢性纤维空洞型肺结核、干酪样肺炎、结核球、结核性胸膜炎。

4. 肺外器官结核

肺外器官结核多为原发性肺结核病血源播散所形成的潜伏病灶进一步发展的结果。淋巴结核是由淋巴道播散所致。消化道结核可通过食入含菌食物或痰液所致。由继发性肺结核引起的肺外器官结核病少见。

5. 伤寒病

伤寒病是由伤寒杆菌经消化道感染引起的全身急性传染病。病变主要特点是单核巨噬细胞增生，属急性增生性炎。特别是回肠淋巴组织病变最为明显。肠道病变可分为4期：髓样肿胀期为回肠淋巴组织因伤寒细胞（单核细胞吞噬红细胞、淋巴细胞、伤寒杆菌或组织碎片）的大量增生和伤寒性肉芽肿（伤寒细胞聚集成团）的形成。坏死期，此期为多发性、小灶性，坏死中央凹陷，边缘组织充血隆起，呈脐窝状。溃疡期，由坏死的淋巴组织溶解脱落引起。愈合期，坏死组织完全脱落，肉芽组织长出。伤寒并发症为肠出血、肠穿孔、支气管肺炎，少数患者可并发化脓性脑膜炎、肾盂肾炎、膀胱炎、骨髓炎及关节炎。其他脏器的病变表现为肠系膜淋巴结肿大，肝、脾肿大，骨髓中出现伤寒肉芽肿和局限性坏死，胆囊内含有大量伤寒杆菌，成为伤寒病的重要传染源。

6. 细菌性痢疾

细菌性痢疾是由痢疾杆菌引起的一种常见的肠道传染病，其特点是急性纤维素性炎。根据肠道炎症特征分为急性细菌性痢疾及慢性细菌性痢疾，前者肠道病变表现分为急性卡他性炎期、假膜性炎期、溃疡期、愈合期。慢性细菌性痢疾，肠道病变此起彼伏，新旧病变交替出现，病变严重时可形成肠狭窄。

二、实习内容

大体标本		切片标本	
★IFD01	浸润型肺结核	IFD01	肺结核
★IFD02	肺结核空洞	IFD02	肾结核
★IFD03	结核性胸膜炎黏连机化	IFD03	淋巴结结核
★IFD04	结核性胸膜炎黏连钙化		
★IFD05	粟粒性肺结核		
★IFD06	结核性脑膜炎		
★IFD07	肾结核		
★IFD08	肠伤寒		

（一）大体标本

★IFD01 浸润型肺结核

病历摘要：女，33 岁，低热、盗汗、咳嗽、咳痰两周。体查：体温 38.5 ℃，X 线见锁骨下片状模糊阴影。

观察要点：肺上部见一直径约 5 cm 的灰黄色病灶，病灶边缘模糊不清，中央有干酪样坏死。

诊断：浸润型肺结核。

★IFD02 肺结核空洞

病历摘要：有长期咳嗽史及头痛史，12 天前在工作时突然晕倒，入院诊断为结核性脑膜炎。尸解除肺部病变外，还见结核性脑膜炎及两侧肾血源播散性粟粒性结核。

观察要点：

（1）肺部有不规则形的空洞，壁较厚，内壁披覆干酪样物，空洞周围有多量片点状灰黄色边界模糊病灶。

（2）肺门淋巴结稍肿大，切面可见灰黄色病变组织，并可见炭尘沉着（黑色）。

（3）肺下叶有呈簇状分布的不均匀的粟粒至绿豆大小的灰黄色病灶，边界较清。

（4）肺膜增厚，表面粗糙，有纤维性黏连。

诊断：慢性纤维空洞型肺结核。

★IFD03 结核性胸膜炎黏连机化

★IFD04 结核性胸膜炎黏连钙化

病历摘要：男，51 岁，反复低热、盗汗、咳嗽、咳痰 1 年，伴胸痛、气促。

观察要点：脏层胸膜与壁层胸膜弥漫性增厚、纤维化，部分区域呈灰白色颗粒状或条索状，互相黏连，不能分离，胸膜腔变窄。

诊断：结核性胸膜炎。

★IFD05 粟粒性肺结核

病历摘要：女，20 岁，头痛、呕吐、发热 10 天，嗜睡 4～5 天，入院胸部 X 线片检查为粟粒性肺结核，住院 16 天，突然呕吐，呼吸不规则直至停止而死亡。

观察要点：

（1）肺组织布满粟粒大小灰黄色病灶，稍纵切面突起。

（2）肺门及气管、支气管旁淋巴结肿大，部分互相黏连。

（3）胸膜两层广泛纤维性黏连。

（4）近肺门处病灶密集，相连成一片干酪样坏死区。

诊断：急性粟粒性肺结核合并干酪样肺炎。

★IFD06 结核性脑膜炎

病历摘要：男，2 岁，高热、呕吐 3 天，昏迷、抽搐 1 天。体查：前胸隆起，颈项强直，角弓反张，昏迷不醒，抽搐 2 次。

观察要点：

（1）脑基底部脑膜变混浊，并见少量散在灰黄色粟粒大小病灶，蛛网膜下腔有灰黄色渗出物积聚。

（2）脑组织较肿胀，脑沟变浅，脑回变宽，并有充血。

诊断： 结核性脑膜炎。

★IFD07 肾结核

病历摘要： 男，48岁，纳差、乏力、消瘦半年，腰部钝痛、间歇性血尿2个月。

观察要点： 肾脏体积轻度增大，表面呈结节状隆起。切面肾实质内可见数个大小不一的空洞，空洞内有灰黄色干酪样坏死物，部分空洞内坏死物已排出，空洞壁粗糙、不整齐。肾盂黏膜粗糙，黏附少量干酪样坏死物。

诊断： 肾结核。

★IFD08 肠伤寒

病例一：

病历摘要： 男，33岁，高热1个月，伴头痛、纳差、恶心、呕吐。体查：体温40℃，脉搏80次/分，肝脾肿大。

观察要点： 回肠下段椭圆形的集合淋巴小结明显肿胀，呈高低不平的脑回样突出于黏膜面，孤立淋巴小结呈小圆形突起。

诊断： 肠伤寒（髓样肿胀期）。

病例二：

病历摘要： 男，54岁，上腹痛10年，有黑便史。近来疼痛加剧。入院当天拉出鲜红色血便，晕倒。手术诊断为"十二指肠球部溃疡、回肠出血性坏死性肠炎"。

观察要点：

（1）回肠集合淋巴小结肿胀，突出于黏膜表面，中央发生坏死呈污黄色，小部分已脱落形成溃疡，周围未坏死部分隆起呈堤围状。

（2）淋巴小结以外的部分肠黏膜面有灰黄色坏死及渗出物披覆，浆膜面粗糙并出血，伴肠穿孔。

诊断： 肠伤寒（坏死期）。

（二）切片标本

IFD01 肺结核（图14.1）

观察要点： 肺组织内可见大小不等结节状病灶，结节为慢性肉芽肿性病变，由内向外依次可见干酪样坏死，类上皮细胞，郎罕氏巨细胞，淋巴细胞及纤维母细胞。肺间质纤维增生，淋巴细胞浸润。

诊断： 肺结核。

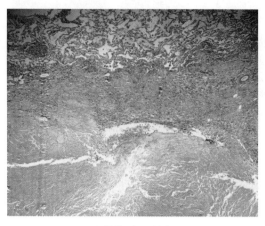

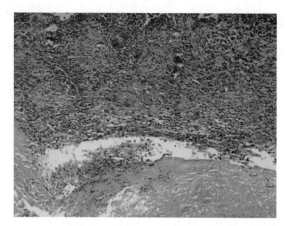

低倍（×40）　　　　　　　　　　低倍（×100）

图 14.1

IFD02　肾结核（图 14.2）

观察要点：肾组织内可见大小不等结节状病灶，结节为慢性肉芽肿性病变，由内向外依次可见干酪样坏死，类上皮细胞，郎罕氏巨细胞，淋巴细胞及纤维母细胞。肾间质纤维增生，淋巴细胞浸润。

诊断：肾结核。

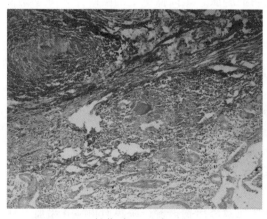

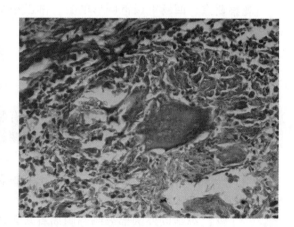

低倍（×100）　　　　　　　　　　高倍（×400）

图 14.2

IFD03　淋巴结结核（图 14.3）

观察要点：

（1）部分淋巴结结构被破坏，由多个大小不一的病灶所代替。

（2）典型的病灶主要由中央的干酪样坏死、上皮样细胞、郎罕氏巨细胞、纤维母细胞及淋巴细胞等构成，病灶外围可有大量纤维组织增生。

诊断：淋巴结结核。

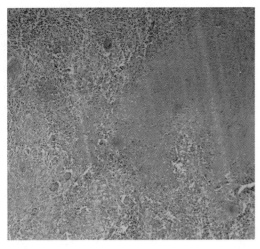
低倍（×100）

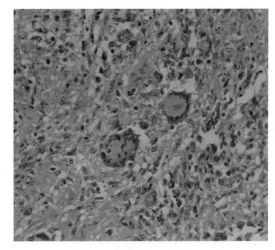
高倍（×400）

图 14.3

三、复习与思考

（1）结核病基本病变及转化规律是什么？
（2）原发性肺结核的病变特点，转化如何？
（3）继发性肺结核的特点是什么？
（4）总结各种类型肺结核的病变特点。

四、病例讨论

病例一：

病历摘要：患者，男性，6岁，一个多月来反复发热，食欲减退，盗汗。近一周头痛，喷射性呕吐，嗜睡，阵发性强直性抽搐。实验室检查：WBC13×10⁹/L，N0.70，L0.12，M0.17，E0.01。血沉 48 mm/h。T40.2 ℃，住院 15 天，治疗无效，病情恶化，呼吸困难，抢救无效死亡。

尸检：右肺上叶下部肺膜下有一灰白色病灶，并与下叶肺膜黏连，切面病灶大小为 2.5 cm×1.5 cm，全为干酪样坏死物。两肺均可见多数散在的灰白色粟粒大小结核结节。肝脾均可见粟粒样结核结节。脑膜有多量散在的粟粒结节，脑回扁平，脑沟变浅，脚间池、脑桥池等处的蛛网膜下腔内存有多量灰黄色胶冻样液体。切面脑室扩张，室管膜表面有灰白色渗出物附着，两侧间脑实质有小软化灶。镜下见脑膜普遍充血水肿，有多量结核结节，并有大量淋巴细胞等炎性细胞浸润。

讨论题：患儿死前作何诊断？其依据是什么？

135

病例二：

病历摘要：患者，男性，18岁。因持续性发热伴腹泻8天，今日解黑便一次而入院。体格检查：急性病容，表情淡漠。体温：39.9 ℃，脉搏：90 次/分，呼吸 30 次/分，肝肋下 2 cm 质软。脾肋下 1.5 cm 质软。白细胞总数 3.3×10^9/L，中性粒细胞 0.65，淋巴细胞 0.32。肥达反应阳性。血培养有伤寒杆菌。入院 2 周后热退，食欲好转，某日中午进食后而感腹胀，傍晚突然出现下腹剧烈疼痛，伴恶心呕吐。检查：腹肌紧张，右下腹压痛、反跳痛明显。体温：38.5 ℃，白细胞总数 13×10^9/L，中性粒细胞 0.85，即进行手术，术中见回肠下端穿孔。

讨论题：

（1）对该患者作何诊断？为什么？

（2）你从本病例中应吸取哪些教训？

五、常用词汇

tuberculosis	结核病
tubercle bacillus	结核杆菌
mycobacterium tuberculosis	结核分枝杆菌
tubercle	结核结节
epithelioid cell	上皮样细胞
caseous necrosis	干酪样坏死
primary complex	原发性肺结核
tuberculoma	结核瘤
acute systemic miliary tuberculosis	全身性粟粒性结核病
typhoid fever	伤寒
typhoid granuloma	伤寒肉芽肿
typhoid nudule	伤寒小结
bacillary dysentery	细菌性痢疾
leprosy	麻风
leptospirosis	钩端螺旋体病
hemorrhagic fever with renal syndrome	肾综合征出血热
rebies	狂犬病
sexually transmitted diseases， STD	性传播疾病
gonorrhea	淋病

condyloma acuminatum	尖锐湿疣
syphilis	梅毒
gumma	树胶样肿
syphiloma	梅毒瘤
parasitosis	寄生虫病
amoebiasis	阿米巴病
intestinal amoebiasis	肠阿米巴病
amoebic dysentery	阿米巴痢疾
flask shaped ulcer	烧瓶状溃疡
amoeboma	阿米巴肿
amoebic liver abscess	阿米巴肝脓肿
amoebic lung abscess	阿米巴肺脓肿
amoebic brain abscess	阿米巴脑脓肿
schistosomiasis	血吸虫病
cercarial dermatitis	尾蚴性皮炎
pipestem cirrhosis	干线型或管道型肝硬变
schistosoma dwarfism	血吸虫病侏儒症
chonorchiasis sinensis	华支睾吸虫病
pulmonary type paragonimiasis	肺型并殖吸虫病
filariasis	丝虫病
elephantiasis	象皮肿
echinococcosis	棘球蚴病
hydatid disease	包虫病

六、参考文献

[1] 李玉林. 病理学. 8版. 北京：人民卫生出版社，2013.

[2] 李甘地. 病理学. 北京：人民卫生出版社，2001.

[3] 杨光华. 病理学. 5版. 北京：人民卫生出版社，2001.

第十五章

寄生虫病

一、目的要求

（1）掌握血吸虫病的病变特点。

（2）掌握阿米巴病的病变特点。

【本章重点】

1. 血吸虫病

血吸虫发育阶段的尾蚴、童虫及成虫、虫卵等均可对宿主造成伤害，但以虫卵最为严重。

（1）急性虫卵结节：肉眼见灰黄色、结节状、粟粒至黄豆大小；光镜下见成熟虫卵表面火焰样物质，大量变性、坏死的嗜酸性粒细胞即嗜酸性脓肿。

（2）慢性虫卵结节：中央是死亡、变性、钙化虫卵，周围有异物多核巨细胞、类上皮细胞、巨噬细胞，最外周有淋巴细胞和成纤维细胞。晚期患者肝内可见慢性虫卵结节，并不断纤维化，导致血吸虫性肝硬化。

2. 阿米巴病

阿米巴病是由溶组织内阿米巴原虫所引起的寄生虫性传染病。病变部位主要在结肠，特点是以变质性病变为主的炎症。肠道急性期，病变特点为肠黏膜表面或陷窝处早期形成多数灰黄色帽针头大的坏死和溃疡，随之可形成口小底大的烧瓶状溃疡。镜下肠壁溃疡组织以液化性坏死为主要变化。慢性期病变，是以增生为主，坏死、溃疡形成、修复、增生交替出现，严重者可出现肠狭窄。

二、实习内容

大体标本		切片标本	
PAR01	肠血吸虫病	PAR01	血吸虫性肝硬化

（一）大体标本

★ PAR01 肠血吸虫病

观察要点：肠壁因纤维组织增生而变厚。肠黏膜萎缩，皱襞变平和消失，且表面粗糙，除有小溃疡外，还见黏膜增生形成多发性小息肉。

诊断：肠血吸虫病。

（二）切片标本

PAR01 血吸虫性肝硬化（图 15.1）

观察要点：慢性虫卵结节位于汇管区，周围大量纤维组织增生，肝小叶破坏不严重，不形成明显假小叶，异物巨细胞包绕虫卵形成异物肉芽肿。

诊断：血吸虫性肝硬化。

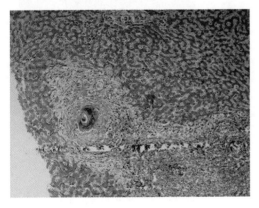 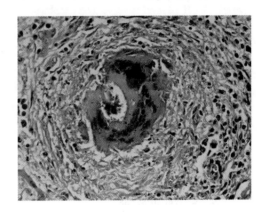

低倍（×100）　　　　　　　　　　　　高倍（×400）

图 15.1

三、复习与思考

简述血吸虫病的病变特点？

四、病例讨论

病历摘要：患者，男，37岁，因上腹部肿块4个月余来医院门诊检查。胸透见横膈抬高，以右侧为著。胸透后下楼时突然面色苍白，四肢厥冷，即紧急抢救。体格检查：端坐呼吸，不能平卧。心音弱，心率慢，血压测不到，肺呼吸音粗糙。肝左叶肿大，下界剑突下三指，有饱满感，边缘清楚。经抢救无效，半小时后死亡。

尸检：心包显著扩大，为18 cm×16 cm×12 cm，内含暗红色脓液约1 500 mL。肝重800 g，左叶中部见一12 cm×10 cm×10 cm之单房性脓肿，内含咖啡色黏稠脓液，有似烂鱼肠的腐臭味。脓肿膈面肝组织及膈肌菲薄，与心尖部心包紧密黏连，并见一通向心包腔的穿孔（直径1 cm）。回肠末端有数个溃疡，形状、大小不一，最大者2 cm×1.5 cm，边缘略呈潜行性。腹腔内含草黄色液体约70 mL，肠系膜淋巴结普遍肿大，质软。镜检：于肝脓肿及肠溃疡周边部分查见阿米巴滋养体。

讨论题：

（1）从病理学角度分析本病的发生、发展及死亡原因？

（2）本病例的病理诊断及其依据是什么？

（3）总结本病例的病理临床特点？

五、常用词汇

parasitosis	寄生虫病
amoebiasis	阿米巴病
intestinal amoebiasis	肠阿米巴病
amoebic dysentery	阿米巴痢疾
flask shaped ulcer	烧瓶状溃疡
amoeboma	阿米巴肿
amoebic liver abscess	阿米巴肝脓肿
amoebic lung abscess	阿米巴肺脓肿
amoebic brain abscess	阿米巴脑脓肿
schistosomiasis	血吸虫病
cercarial dermatitis	尾蚴性皮炎
pipestem cirrhosis	干线型或管道型肝硬变
schistosoma dwarfism	血吸虫病侏儒症

chonorchiasis sinensis   华支睾吸虫病

pulmonary type paragonimiasis   肺型并殖吸虫病

filariasis   丝虫病

elephantiasis   象皮肿

echinococcosis   棘球蚴病

hydatid disease   包虫病

六、参考文献

［1］ 李玉林. 病理学. 8 版. 北京：人民卫生出版社，2013.

［2］ 李甘地. 病理学. 北京：人民卫生出版社，2001.

［3］ 杨光华. 病理学. 5 版. 北京：人民卫生出版社，2001.

［4］ 成令忠. 组织学与胚胎学. 5 版. 北京：人民卫生出版社，2001.

第十六章

设 计 性 实 验

设计性实验一　急性肺水肿的形态学改变

（一）实验目的

（1）复制家兔实验性水肿。
（2）掌握肺水肿的形态学特点。
（3）了解急性肺水肿表现及其发生机理。

（二）实验原理

急性肺水肿的临床特点为严重的呼吸困难或咳出粉红色泡沫样痰液，其病情凶险，如不及时抢救，可危及生命。因此，肺水肿备受人们和医学界的关注。在国内外对此研究颇多，对其的发病症状、机制、治疗、恢复都有一定的进展和收获，但是对肺水肿迅速诊断采取有效抢救措施，仍是临床面临的难题。

肺水肿是由于液体从毛细血管渗透至肺间质或肺泡所造成的。临床上常见的肺水肿是心源性肺水肿和肾性肺水肿。病理上可分间质性和肺泡性两类，可同时并存或以某一类为主。间质性肺水肿大都为慢性，肺泡性可为急性或慢性肺水肿。本实验主要是通过静脉大量滴注生理盐水并注射肾上腺素导致急性心源性肺泡性肺水肿。

中毒剂量的肾上腺素使心动速度加快，左心室不能把注入的血液充分排出，左心室舒张期末压力递增，可引起左心房的压力增高，从而使肺静脉发生淤血，肺毛细血管液体静压随而升高，一旦超过血浆胶体渗透压，使组织液形成增多，不能为淋巴充分回流，即可形成肺水肿。

（三）实验动物

家兔，雌雄不限。

（四）实验器材

动脉插管，气管插管，静脉导管及静脉输液装置，注射器，兔急性手术器械，烧杯，纱布，缝线，胶布，兔手术台，血气分析仪，四道生理记录仪，婴儿秤。

（五）实验药物

生理盐水，乌拉坦（20%），肾上腺素（0.1%），肝素（3 g/L），盐酸（10 g/L）。

（六）实验步骤

（1）每实习分 4 个小组，各取家兔 2 只，分为实验组[1]、对照组[2]。

（2）称重，用 20%乌拉坦 5 mL/kg 耳缘静脉注射麻醉，固定兔于台上。

（3）进行颈部手术，分离气管和一侧颈总动脉，一侧颈外静脉，作气管插管。

（4）肝素化后，作动脉插管和静脉插管，静脉管连于输液装置。进行腹股沟手术进行股动脉插管。

（5）各组动物分别描记正常呼吸和血压曲线，股动脉取血，进行血气分析。

（6）输入生理盐水（输入总量按 100 mL/kg，输速 150～200 滴/分），待滴注接近完毕时立即向输液瓶中加入肾上腺素（0.5 mL/kg）继续输液（对照组不加肾上腺素）。

（7）输液完毕，立即股动脉取血，进行血气分析。

（8）密切观察呼吸改变和气管插管内是否有粉红色泡沫液体流出，死亡动物记录死亡时间，存活动物造病后 30 min 则夹住气管，放血处死。所有动物均打开胸腔，用线在气管分叉处结扎以防止肺水肿液渗出，在结扎处以上切断气管，把肺取出，用滤纸吸去肺表面的水分后称重，根据肺系数=肺重量（g）/体重（kg）的公式计算系数，然后肉眼观察肺大体改变，并切开肺，观察切面的改变。

（9）全肺组织用 5%甲醛固定，切取两肺下叶背侧，常规脱水，石蜡包埋，切片，苏木素-伊红染色进行病理观察和病变程度分析。

（七）实验结果

记录两组家兔的症状和病理变化，撰写实验报告。

（八）注意事项

（1）输液前，输液管要充分排气，避免空气栓塞。

（2）听诊时要紧贴胸壁，正常呼吸音性质柔和，家兔肺水肿时，听诊可发现呼吸音变得粗糙、干罗音，而湿性罗音不容易听到。

（3）正确掌握肾上腺素加入时间。

（4）取肺时，注意保持完整性。

（九）思考题

（1）实验组和对照组家兔的呼吸变化是否相同？为什么？

（2）听诊时，两组家兔是否相同？为什么？

（3）两组家兔肺肉眼病理变化及切面情况有何异同？为什么？

（4）哪些证据支持实验组家兔发生肺水肿？试分析其发生机制。

设计性实验二　慢性阻塞性肺疾病的形态学改变

（一）实验目的

（1）复制慢性阻塞性肺疾病大鼠模型。

（2）掌握慢性阻塞性肺疾病的形态学特点。

（3）了解慢性阻塞性肺疾病表现及其发生机理。

（二）实验原理

COPD 动物模型应具有与人类肺内炎症细胞浸润，气道、肺血管及肺实质损伤为特征的临床改变，并以不完全可逆的慢性气道阻塞为特征的肺功能改变。研究报道，理想的 COPD 动物模型应符合临床特征：

（1）损伤因素与诱发临床 COPD 常见病因相似。

（2）必须存在慢性气道阻塞，小气道受阻增大，肺动态顺应性降低。

（3）或伴有气道高反应性。

（4）气道重塑。

COPD 典型的气道病理表现如下：在中央气道有黏液分泌腺增大及炎症细胞浸润，黏液分泌增加。在外周气道有气道壁损伤和修复过程反复发生。纤毛功能失调，出现倒伏、变短、黏连，部分脱落。再生的上皮杯状细胞增生、并发生鳞状上皮化生，在终末细支气管黏膜上皮也可见到杯状细胞；黏膜下腺体增生肥大和浆液性上皮发生黏液腺化生，导致周围有大量炎细胞浸润，肺内源性蛋白酶和抗蛋白酶失衡，气道平滑肌增厚。肺泡出现扩张，肺泡壁变薄，并逐步断裂融合成肺大泡，肺泡数目显著减少。

在环境污染因素中，最重要的危险因素是吸烟。烟草中含有多种有害化学物质可直接促使支气管上皮纤毛变短、倒伏或脱落，削弱肺泡吞噬细胞的吞噬和灭菌作用，为呼吸道感染创造条件，降低了局部抵抗力，引起气道炎症反应而造成气道损伤，从而形成 COPD 的病理过程。相比吸烟而言，暴露在烟雾中更能促进 COPD 的发展。

脂多糖是革兰阴性细菌细胞壁的一种内毒素，是呼吸道感染的一种主要诱发因素，存在于香烟烟雾（0.12 ~ 0.2 μg/支香烟）、空气污染中，可刺激宿主细胞产生白介素和肿瘤坏死因子，使气道和肺组织发生炎症反应，从而导致蛋白酶/抗蛋白酶系统失衡，以致肺气肿形成。

现主要介绍最常用的三种方法：

（1）内毒素经气管内注入加熏香烟法：宋一平等研究者首次将 LPS 经气管两次注入，随后加用熏烟法复制了大鼠 COPD 模型。实验发现这种模型的病理生理特征及肺功能改变均符合人类的 COPD 特征。

（2）金焱等学者参考宋一平及国外一些研究者的造模方法，增加 LPS 的给药次数，减少熏烟时间，成功复制了 COPD 的 Wistar 大鼠模型。

（3）Nobuaki 等用此方法也成功建立了 COPD 模型，观察到豚鼠肺部炎症反应增加、支气管黏膜上皮细胞增生及肺功能等变化。

（三）实验动物

成年大鼠。

（四）实验器材

烟熏箱、手术器械，烧杯，纱布，缝线，胶布，手术台，婴儿秤。

（五）实验药物

脂多糖、戊巴比妥、香烟、肝素。

（六）实验步骤

（1）每实习分 4 个小组，各取成年大鼠 10 只，分为实验组[1]，对照组[2]。

（2）采用两次气管内注入脂多糖和反复烟熏的方法制作 COPD 大鼠模型。第 1、14 天内各向气管内缓慢注入脂多糖 200 μg，将实验组的大鼠放入的有机玻璃制成的烟熏箱内，在其右上角开通一个直径 1 cm 的通气孔。大鼠每天吸烟 2 次，每次 16 支，时间 30 min，2 次间隔 4 h，连续 28 天。② 被动吸烟方法：将点燃的香烟通过三通将烟雾吸入 100 mL 的注射器中，关闭吸烟通路一端，再打开三通的另一端将烟雾注入烟熏箱内进行大鼠被动吸烟，共持续 28 天。正常对照组正常饲养，28 天后处死大鼠用于实验观察。

（3）实验结束后次日，将大鼠用 3%的戊巴比妥（25 mg/kg）麻醉后仰卧固定于操作台，切开胸部，暴露出气管和双肺，取每只大鼠右中叶肺组织制成石蜡切片，进行 HE 染色，光学显微镜下观察病变组织。

（七）实验结果

记录大鼠的症状及病理变化撰写实验报告。

（八）注意事项

（1）注意烟熏的时间和量，仔细观察烟熏过程大鼠的一般情况，有无咳嗽等。
（2）取肺时注意保持完整性。
（3）正确掌握麻醉药物的剂量。

（九）思考题

（1）实验组和对照组大鼠的呼吸变化是否相同？为什么？
（2）两组大鼠肺肉眼病理变化有何异同？为什么？
（3）哪些证据支持实验组大鼠发生慢性阻塞性肺疾病？请分析其发生机制。

设计性实验三　肝脂肪变性的形态学改变

（一）实验目的

（1）复制肝脂肪变性大鼠模型。
（2）掌握肝脂肪变性的形态学特点。
（3）了解肝脂肪变性的表现及其发生机理。

（二）实验原理

脂肪肝是一种常见的肝脏疾病，在普通人群中脂肪肝的发病率为10%左右，且有逐年升高的趋势。其肝纤维化的发生率高达25%左右，且约有10%的患者发展为肝硬化。临床上根据饮酒与否，将其分为酒精性脂肪肝和非酒精性脂肪肝两种类型。

肝细胞的脂质成分受肝细胞内酶的调节，这些酶催化脂质的摄取、合成、氧化和运输。由于脂肪酸输送增加，肝脏脂肪酸摄取或合成增加等原因，肝脏系统内脂肪"输入量"超过脂肪酸氧化或排出的量（"输出量"），肝细胞出现脂肪变性。遗传学和环境因素可诱导肝脏脂肪变性。

近年来由于饮食结构的改变，脂肪肝发病率呈逐年上升的趋势。脂肪肝的成因非常复杂，研究不同方法不同原因造成的脂肪肝动物模型对阐明脂肪肝的发病机制和治疗尤为重要。动物模型在探索脂肪肝的发病机制、评价诊断方法、筛选防治药物等领域均有重要作用。理想的脂肪肝动物模型应具备人类脂肪肝特征，符合人类脂肪肝的演变过程。造模方法简便易行，模型形成率高。动物模型包括酒精性脂肪肝的动物模型和非酒精性脂肪肝的动物模型，酒精性脂肪肝的动物模型又包括急性酒精性脂肪肝模型和慢性酒精性脂肪肝模型，非酒精性脂肪肝的动物模型又包括营养性脂肪肝模型和药物、毒物性脂肪肝模型。

高脂饲料诱发脂肪肝是国内最常用的非酒精性脂肪肝模型。高脂饲料指在基础饲料中加入一定比例的脂肪类食物，如 10%猪油、2%胆固醇、5%蛋黄粉、0.2%～0.5%胆酸钠等。常用模型动物有大鼠、家兔及豚鼠。本次实验拟采用大鼠脂肪肝模型：雄性 Wistar 或 SD 大鼠，体重 120 g 以上，用高脂饲料持续饲养。2～4 周后大鼠出现高脂血症，8～12 周后肝脏可呈中度、重度大泡性脂肪变伴转氨酶增高。脂肪肝复制率可达 100%。

（三）实验动物

雄性 Wistar 或 SD 大鼠。

（四）实验器材

手术器械，烧杯，纱布，缝线，胶布，手术台，婴儿秤。

（五）实验药物

高脂饲料、戊巴比妥、肝素、甲醛溶液，基础饲料。

（六）实验步骤

（1）每实习分 4 个小组，各取成年大鼠 6 只，分为[1]实验组，[2]对照组。

（2）用高脂饲料持续饲养实验组大鼠，对照组给予基础饲料。

（3）高脂饲料的配制由猪油（15%自制）、胆固醇（2.8%）、甲基硫氧嘧啶（0.28%）、胆酸钠（0.7%）、普通饲料（81.2%）组成，将以上各成分人工充分混匀搅拌，压成圆条状，经紫外光辐照消毒、烘干、包装备用。

（4）实验开始后，每周称小鼠体重一次，观察精神状态、毛发光泽度、食欲、大小便等情况。

（5）8 周后颈椎脱臼处死，剖取相同部位肝脏，分别浸泡于 10%甲醛溶液中固定，石蜡包埋切片，常规 HE 染色，光镜下观察脂变程度，判断模型是否建立。

（七）实验结果

记录大鼠的症状及病理变化撰写实验报告。

（八）注意事项

（1）输液前，输液管要充分排气，避免空气栓塞。

（2）听诊时要紧贴胸壁，正常呼吸音性质柔和，大鼠肺水肿时，听诊可发现呼吸音变得粗糙、干罗音，而湿性罗音不容易听到。

（3）正确掌握肾上腺素加入时间。

（4）取肝脏时，注意保持完整性。

（九）思考题

（1）两组大鼠肝脏肉眼病理变化及切面情况有何异同？为什么？

（2）哪些证据支持实验组大鼠发生肝脂变？请分析其发生机制。

第十七章

常用病理学操作和实验技术

一、组织标本收集取材固定-常规标本制作程序

（一）标本收集和查验程序

对于所有送检的标本，必须认真执行查验程序，方能进入下一程序，其主要程序是：

（1）收集标本时要仔细查对申请单上的姓名与标本上的姓名，序号是否一致，标本的件数与申请单是否相符，标本是否用固定液固定过。

（2）标本经上述验收后，进行编号登记，以防错乱。编号按年份和流水号两种方法，如果为了今后的查找较为方便，按年份编号为较好。

（二）活检组织取材

在外科送检的诸多材料中，对于每一例病例的材料，大小都不一样，但对于较大的标本，不可能都对其进行制作切片，因此，选择合适的病理技术制作，合适的病理诊断且有利于回顾性研究等各方面的材料，是病理活检的关键，通常把这个过程称为取材。

取材时必须注意以下问题：

（1）取出所有送检的标本，量其大小，称其重量，描写其色泽、质地、形状和肉眼所见表面情况。当标本切开后，应详细描写其切面的颜色、硬度、病变部位等，必要时绘图说明。

（2）对于细小标本如肺支气管穿刺物标本胃肠镜活检标本等，应将其染上伊红颜色后，用擦镜纸或特别脱水袋将其包上或装上，以防漏出脱水盒的小孔。

（3）对于有传染性的标本，让标本彻底固定后再取材，如结核瘤标本等。

（4）对于罕见特殊的标本，应小心保存，在不影响诊断的情况下，尽量保存好大体标本。以利于教学标本，陈列标本的收集。

（5）边取材边固定。

（6）对于骨髓穿刺的组织，可先用 10%硝酸浸泡 30 min 左右，然后再与其他组织进行处理。

（7）骨组织和钙化组织，应彻底脱钙后，方能进行制作。具体用大头针能顺利扎入骨组织则可。

（8）活检组织取材不能太厚，超过 2 mm 为宜。以防脱水不彻底，不利于制片。

（9）每取完一例标本后，所有的工具如刀、剪、盘镊、切板等，必须用水冲洗干净，以免污染，混淆于其他病例。

（10）组织取完即刻放入打印好号码的盒内，放入固定液中固定。

（三）各种器官及其肿瘤取材的方法

1. 乳　腺

（1）纤维腺瘤：肉眼观察其形状、体积、包膜是否完整，切面是否均匀，有无坏死。

取材：肿瘤连包膜 1~3 块（即周边组织 1 块，包膜与周边组织 1 块，如果肿瘤不大，上述几种即周边包膜和肿瘤可取 1 块）。

（2）乳腺癌：体积，皮肤颜色，有无水肿或变硬，肿大淋巴结，数量，组别，硬度，及切面情况。沿乳腺的最长径经过乳头切开，观察肿瘤的面积，颜色，硬度及浸润情况等。

取材：乳头及其下组织，肿瘤及肿瘤交界处，肿瘤下胸肌，全部淋巴结（注明组别），根据各种病变的情况，确定取材的块数，如切缘、包膜、肿瘤等均应取到各组淋巴结分别全部切材。

2. 食管癌

切除的食管长度及周径，管壁有无水肿或黏连，肿大淋巴结的位置，大小，硬度及数目。沿肿瘤对侧纵向切开，肿瘤大小及形状。

取材：肿瘤上下交界处各取一块，或沿长轴通过肿瘤全径取出大切片或分成数段，全部淋巴结，分别切块包埋。

3. 胃溃疡及胃癌

全胃或部分切除，大弯及小弯长度，肿大淋巴结的部位、大小，硬度及数目，病变处相应浆膜面有何变化。一般沿大弯剪开，观察病变大小，深度，边缘及周围变化，如为癌瘤，属何种类型，与大小切端的距离。

取材：病变及与其交界处胃壁全层的胃组织（尽量侧重于小弯，并注意沿长轴切取组织块），上下切端组织，肿大的淋巴结（注明组别）。

4. 阑　尾

一般于近、中、远三段各取一组织块，远端一块尽量靠近尖端，以免遗漏尖癌。已被剖开者，沿纵轴取组织块，如检查时不能发现病变所在，需多做断面，以寻觅病变部位和取组织块。

5. 肠 癌

切除肠管的长度，肿瘤生长部位、大小、局部浆膜等情况。如为十二指肠癌，则应注意与特氏壶腹的关系。

取材：肿瘤 及交界处肠壁全层组织，上下切端，肿大的淋巴结。

6. 肠梗阻

梗阻部位、长度、直径及表面变化（颜色、水肿、充血、出血）。检查肠系膜的变化，沿病变血管解剖，作多数横断面，观察血管壁是否变厚，寻找栓塞的起止部位。肠黏膜有无溃疡。

取材：病变最显著处及肠的两端各切一块，病变血管（带些系膜）各切一块。

7. 肠套叠

注意套叠部位及套叠关系，寻找阑尾，肠壁是否增厚及变硬，以手指放入小肠为引导，沿肠系膜剪开，寻找有无原发病变（在套入部位的最前端寻找有无肿瘤、溃疡等到变化）。切面观察各层肠壁的厚度、水肿、充血、出血、坏死及硬变等情况。

取材：原发病变（如肿块，溃疡等），有变化的肠壁厚度，阑尾，肿大淋巴结。

8. 肠结核

外部有无黏连，白色斑块、结节、狭窄，病变上下的肠段有何改变，有无淋巴结肿大。沿病变对侧切开，观察病变情况（溃疡、突起、体积、有无息肉样改变，肠道是否变为狭窄或增厚）。

取材：病变部，上下切缘，肿大的淋巴结。

9. 肝活体组织

大小、形状、颜色、表面及切面有无结节状或纤维组织增生，有无灰白色结节等。

取材：包含各病变的组织，如标本较小，全部切取。

10. 阴茎癌

肿瘤生长的部位，大小，溃烂及向阴茎浸润情况，切端与肿瘤明显浸润处的距离。纵切（通过尿管）观察切面情况。

取材：肿瘤切面一块，阴茎截除端一块。

11. 肾结核

注入福尔马林固定1周再切，体积，表面是否光滑，有无黏连、灰白色小结节，输尿管长度，直径，及硬度。沿输尿管及肾盂切开，肾盂是否扩张，切面破坏情况，黏膜变化，主质变化，乳头情况。输尿管厚度，有否梗塞，黏膜情况。

取材：肾主质包括病变及交界处，输尿管及切端。

12. 肾盂积水

先抽去积液，再注入固定液后再检查。肾体积、表面性状（色泽、平滑否、结节、黏连）。沿肾、肾盂及输尿管切开，注意阻塞部位及原因。观察肾盏、肾盂及输尿管扩张情况，肾实质厚度。

取材：肾实质厚处及薄处各取一块，输尿管各取一块。

13. 肾 癌

肾及肿瘤之体积及重量，肿瘤部位及与肾的关系，表面有无水肿或黏连，有无肿大淋巴结。切面：肿瘤位置、形状、大小、颜色、包膜、坏死、出血、囊性变，肾盂与输尿管中有无蔓延。

取材：肿瘤包括其旁的正常组织，肿瘤以外的肾组织、输尿管。

14. 膀胱癌

全部或部分膀胱切除，除非癌瘤位于前侧，一般沿前侧切开，肿瘤位置，与输尿管中及膀胱的关系、体积、生长情况及浸润情况，有无淋巴结（大小，硬度，切面变化）。

取材：沿纵轴方向取材。肿瘤及膀胱壁全层组织，乳头状瘤应包括缔部组织，三角区组织。

15. 前列腺

形态，体积，颜色，硬度，包膜情况。切面：颜色，质均匀否，有无坏死，出血，囊性变。作多个与尿道垂直的平行切面观察。

取材：颜色均匀处取一块，不均匀时在发黄处尽量多切，包含尿道。

16. 肺叶或肺段

先自支气管注入福尔马林固定。检察前应观察 X 线片，病变沿支气管，沿支气管切开；病变不沿支气管者，可作书页状切开。

（1）肺癌：位置在支气管哪一支，距切端多远，大小，形状，质地是否均匀，有无坏死、空洞、边缘有无纤维组织围绕或不规则浸润，是否压迫支气管干，肺门淋巴结情况。

取材：癌组织，癌与正常组织的交界处，支气管断端，肺门或局部淋巴结。

（2）支气管扩张：新鲜时剪开，系囊形或圆柱形（管形）扩张，属哪级支气管，扩张的支气管之直径，或宽度，管壁厚度，颜色周围组织有何变化，黏膜光滑或呈皱纹，管腔有无脓液，是否穿破形成肺脓肿。

取材：扩张的支气管，支气管周围发炎组织，脓肿壁。

（3）肺脓肿：部位、直径、单腔或多腔，其中脓液性质及气味，有无悬梁状血管，腔壁光滑度，厚度，是否与支气管相通，有无散布的小脓肿，有无支气管扩张，支气管中有无异物，脓肿内有无硫黄样颗粒。

取材：脓肿壁，与脓肿有关的支气管，肺组织。

（4）肺结核空洞：部位，直径，单腔或多腔，腔中有无脓液、干酪样坏死、悬梁状血管，空洞壁厚度，及硬度，腔内为肉芽或纤维组织，寻找与支气管连通的瘘管及所散播的病变，肺门淋巴结情况。

取材：空洞壁，散播的病变，肺门淋巴结。

（5）肺囊肿：数目，部位，直径，囊肿壁光滑度及厚度，与支气管的关系，收集囊内液体检查其性状。

取材：囊肿壁及其旁肺组织，如为包虫病，则应在包虫囊的液体中寻找子囊及幼虫头节（离心后）。

17. 脾　脏

重量，大小、颜色，表面有否黏连，然后沿脾长轴作多个平行切开，在切面上看包膜及脾髓情况。

（1）淤血性脾肿大或脾功能亢进，注意静脉内有无血栓，静脉壁有无变化，有无梗死，切面上有无含铁小结节。

（2）脾破裂：注意踊裂部位，长度，有无血凝块充填破裂口。

取材：带有包膜的脾组织，脾中心组织，脾门附近包括较大的血管，如有副脾，淋巴结各一块。

18. 淋巴结

大小，形状，包膜情况，成群者注意相互间黏连情况，切面的颜色，均匀度，质地，包膜，等情况。

取材：整个短轴切面，互相黏连者包括黏连部位。

19. 骨肿瘤

检查前先看其 X 片。有皮肤软组织者将与肿瘤无关部剔除，然后锯开，有条件者，可与锯开前摄 X 线片以作比较。检查肿瘤体积及形状，切面颜色，硬度，出血，坏死，囊变，何处为原发，与骨膜，骨皮质及骨髓之间的关系，有无破坏情况，有无包膜，其厚度及硬度，无包膜者注意其对软组织浸润情况。

取材：肿瘤及与组织交界处，骨破坏处，软组织浸润处。

20. 甲状腺

重量，大小，形状，有无结节，寻找背面有无甲状旁腺，切面质地是否均匀，含胶质状况，有无结节，出血，坏死，钙化，囊变等，有无细小灰白色疤痕样病变。

甲状腺腺瘤与腺癌：肿瘤部位，大小，包膜完整否，切面质地，有无出血，坏死，钙化，囊性变及其内容物，有无乳头或绒毛状改变，肿瘤以外组织有无灰白色小节。

取材：最大面积，切成数块全作切片，如为根治术，要取全部淋巴结。

21. 刮宫或阴道排出物标志

疑有妊娠者，须仔细寻找有无胎盘绒毛，眼观不能判断时，须取组织块，尤其应注意检查血凝块。

22. 卵巢肿瘤

形状大小，较大者应称其重量，表面色泽，光滑度，与输卵管的关系，有无黏连，囊性者自膨大部远端剪开，查囊与输卵管腔是否相通，单房或多房，内壁光滑度，有无质或乳头状生长区，乳头脆性，囊内容物性质。实性肿瘤切面色泽、硬度，有无出血，坏死，变性等。

取材：囊性瘤取囊壁较厚处，实质，突起处，囊与输卵管相连处及输卵管。实性瘤取边缘及中央不同结构组织及输卵管。

23. 胎　盘

形状，大小，重量，母体面绒毛有无缺损、出血、钙化、变性坏死，及其范围大小，羊膜和血管情况，脐带长度，直径，有无扭转打结、血管栓塞等。

取材：母体面、子体面脐带各一块。

24. 瘘管或窦道组织

应作多数横断面检查，适当取材。

25. 眼球标本

标本固定后，先经缓慢脱水至95%酒精，然后切开，除病变部位特殊取材外，一般取水平切面，通过视神经和瞳孔。要求保存眼球的完整性，如结膜、视神经、黄斑及晶状体等，都应完整无缺，切时刀刃锐利，以免人为损坏眼球结构。若须行火棉胶切片，而本单位无条件时，可送到有关单位检查。

26. 软组织肿瘤标本

部位、大小、形状、色泽、表面有无包膜，完整否，硬度，切面有无出血、坏死、囊性变等，与周围组织的关系，切面暴露最大面，必要时多作几个平行切面。

取材：肿瘤，周围组织，切端组织。

27. 其他标本

依上述原则检查及取材，如标本有特殊情况，则依其特点处理。

28. 喉

肉眼：确定手术方式（全喉、半喉、声门上），测量长度、直径，观察声门黏膜及室带、声带有无病变，肿瘤部位、生长方式、大小、浸润深度及范围。

取材注意：肿瘤中心纵行剖开，至少包括上下肿瘤旁组织1 cm，将该片组织分为数块制片，取其上下及基底切缘，若甲状软骨疑有浸润，应切取组织块。

（四）各器官的观察方法

1. 心 脏

（1）解剖学

成人男子心脏重 250 ~ 300 g，女子稍轻，呈圆锥形，约相当于本人右拳大小。心壁分心外膜、心肌及心内膜三层。心外膜为光滑的浆膜，在冠状沟的心外膜下有较多量的脂肪组织，其间通过冠状血管。心肌呈红色（经固定后颜色可能褪去），左室壁厚 1.0 cm，右室壁厚 0.2 cm，一部分心肌向心室突起，呈乳头状，即为乳头肌。心肌内面均覆有极薄而光滑的心内膜，心内膜在房室孔间形成心瓣膜，左心为二尖瓣，右心为三尖瓣，瓣膜与乳头肌间有白色细条状腱索相连。右心房有上下腔静脉通入，右心室通向肺动脉，肺动脉根部有三片肺动脉瓣，左心室有肺静脉通入，左心室通向主动脉，主动脉根部有三片主动脉瓣。

（2）组织学

心壁由心内膜、心肌膜和心外膜三层构成。心内膜由内皮和内皮下层组成，内皮为单层扁平上皮，内皮下层由结缔组织构成。心肌膜主要由心肌构成，于心房处较薄，于左心室处最厚，心肌纤维呈螺旋状排列，大致可分为内纵、中环和外斜三层。心外膜即心包的脏层，其表面被覆一层间皮，深面为薄层疏松结缔组织，称浆膜。

（3）观察要点

① 心脏有无肥大，形状是否正常，有无畸形。

② 心包与心外膜有无黏连，心外膜是否光滑，有无出血点，心外膜下脂肪组织的量有无改变。

③ 冠状血管有无曲张，从断面观察管腔有无狭窄或硬化。

④ 心肌厚薄有无改变，色泽如何，有无疤痕或出血、软化病灶。

⑤ 心腔有无扩张，乳头肌腱索有何改变，心内膜是否光滑，有无增厚、狭窄或缺损，有无赘生物。

⑥ 主动脉内膜是否光滑，有无黄色斑块或破溃，有无局部扩张，冠状动脉入口有无堵塞及狭窄。

2. 肺

（1）解剖学

左肺分上下两叶，重约 620 g，右肺分上中下三叶，重约 550 g。肺膜表面光滑，质地松软而有弹性，手捏之如海绵状感觉。切面呈灰红色，成人因炭末沉着而呈灰黑色，或为灰红色中散布多量灰黑点，结构疏松，呈细蜂窝状。支气管及肺血管由肺门向外分布，呈树枝状，近肺门粗，远肺门细。

（2）组织学

肺是由多数的肺泡和支气管组成，肺泡是呼吸的单位，呈多面形囊泡，由立方或扁平的呼吸上皮围绕而成。肺泡之间是薄的隔，叫做肺泡隔，成于两邻接的肺泡上皮和中间的毛细血管网、弹性纤维和网状纤维。在肺泡隔上有孔与邻近肺泡相连，叫肺泡孔（Cohn 氏孔）。支气管因分级不等而稍有不同，呼吸性的细支气管是单层柱状上皮或立方上皮，固有膜有很薄的弹性网状纤维，并有少量的平滑肌，没有腺体。小支气管上皮是单层柱状纤毛上皮，固有膜亦很薄，肌层较厚，没有软骨和腺体。再大一些的支气管就可见软骨和腺体，肌层更厚。肺外有胸膜。

（3）观察要点

① 两肺重量如何，在水中是否下沉。

② 胸膜是否光滑，表面及叶间有无黏连，性质如何。

③ 肺质地有无改变，范围大小如何，含气程度如何。

④ 切面颜色及结构如何，有无实变区或结核病灶，其范围和性质如何。

⑤ 支气管有无扩张，有无分泌物，有无堵塞，大血管内有无栓子。

3. 肝　脏

（1）解剖学

肝在活体呈红褐色，质软而脆，表面光滑。肝呈不规则楔形，可分膈面、脏面和下缘。肝重 1 200 ~ 1 500 g，左叶较右叶小。

（2）组织学

肝脏的基本组织是肝小叶，肝小叶呈多面棱柱体，小叶的中心有小叶中央静脉。在中央静脉周围是肝细胞索和肝血窦两种主要结构，肝细胞索呈辐射排列，肝细胞索之间有肝窦。肝细胞间的空隙是毛细胆管，肝小叶与肝小叶之间有门管区，其中可见小叶间动脉、小叶间静脉和胆管。肝的最外层有包膜覆盖。

（3）观察要点

① 重量及大小有无改变。

② 表面是否光滑，质地是否变硬，刀切时抵抗力如何。

③ 切面边缘有无外翻，小叶结构是否清楚，切面颜色如何，有无结缔组织增生或瘤组织生长，有无疤痕形成或颗粒、结节形成。

4. 脾　脏

（1）解剖学

脾约重 150 g，大小为 12 cm × 7 cm × 4 cm，质地较肝脏脆而软，包膜光滑，切面呈暗紫红色，在儿童及青年能见清楚的脾小体，老年则有较多的结缔组织性小梁。

（2）组织学

脾的最外有被膜，伸入脾内部就形成小梁，被膜与小梁间及小梁与小梁间的空隙如海绵状的红髓和白髓两部分。白髓是由中央动脉及周围围绕密集的淋巴组织而构成，白髓散在于红髓之中，红髓中全是脾窦，在脾窦之间为脾索，脾窦内有许多红细胞和白细胞。

（3）观察要点

① 重量及大小有无改变，质地硬度如何。

② 表面有无破裂，包膜增厚及渗出物。

③ 切面脾小体和脾小梁情形如何。有无梗死区、陈旧疤痕或其他局限性病灶。

5. 肾 脏

（1）解剖学

肾约重 120 g，右侧稍重 5~7 g，大小为 11 cm×6 cm×4 cm，外有纤维包膜，正常肾包膜易于剥离，剥除肾包膜后肾外表光滑，质地和肝脏相仿。切面皮髓质有明显的分界，皮质约厚 0.5 cm，髓质呈放线形条纹排列。肾盂黏膜发白，光滑。

（2）组织学

肾是由肾小球（分泌部分）和肾小管（排泄部分）组成，肾小球分布在肾皮质部，结构颇似漏斗，由毛细血管和肾球囊所构成，肾小管是由许多结构和功能不同之小管所构成，在皮质部多是近曲小管、远曲小管，在髓质中髓祥及集合管。肾盂被覆移行上皮。

（3）观察要点

① 重量、大小和外形有无改变。

② 包膜易否剥离，肾表面是否光滑，有无颗粒形成及疤痕形成，有无小出血点。

③ 切面皮质有无外翻，皮髓质境界是否明显，皮质厚度有无缩减，髓质放线状排列是否清楚，肾皮质有无其他局限性病灶。

④ 肾动脉有无硬化，切面有无显著的哆口，肾盂有无扩张，输尿管有无堵塞。

6. 消化管

（1）肉眼观察要点

① 内容物有无异常。

② 内腔有无狭窄、闭塞或扩张。

③ 黏膜颜色、厚度、有无其他异常之处。

④ 壁厚度是否正常。

⑤ 浆膜有无异常物质附着。

（2）切片观察要点

按黏膜层、黏膜下层、肌层及浆膜层的顺序依次观察，发现有无与正常时不一样的地方，然后注意观察该处的变化。

7. 脑

（1）肉眼观察要点

① 表面检查：重量、形状有无异常。

② 脑膜血管扩张充血否、尤其注意脑回表面的小血管的状态。

③ 脑膜内有无异常物质存在，如水肿、出血及渗出物等。

④ 脑回的宽窄、脑沟的深浅等。

⑤ 切面检查：实质血管有无充血、出血或其他与正常不一致的地方，如有，其性状如何。

（2）切片观察

① 脑膜：血管有无充血、出血，脑膜内有无异常渗出物存在。

② 脑实质：实质内血管有无充血。血管周围腔（威-罗氏腔）内有无渗出物存在、神经细胞有无变性及坏死（但须作尼氏体特殊染色观察）胶质细胞有无增生或结节的情况。脑组织有无坏死或其他局限性病变之处，如有，其性状如何。

二、组织的固定

（一）固定的概念

应用各种方法使病理标本尽量保持其离体前状态的过程称为固定。

病理标本（样本）离体后，由于微环境的变化将发生自溶和（或）腐败，使其结构破坏。固定的目的和机制是：

（1）使蛋白质凝固，终止或减少分解酶的作用，防止自溶，保存组织、细胞的离体前结构状态，包括保存组织或细胞的抗原性，使抗原不失活，不发生弥散。

（2）保存组织、细胞内的蛋白质、脂肪、糖原、某些维生素及病理性储积物，维持病变的特异性特征。

（3）使上述物质转为不溶解状态，防止和尽量减少制片过程中人为的溶解和丢失。

（4）起助染作用。

固定方法有物理方法和化学方法：

（1）物理方法：如低温冷冻，干冰（即固态无水碳酸）冰冻真空脱水，石蜡渗入法。

（2）化学方法：采用各种化学溶液作固定液，使组织细胞进入固定状态，这是国内最常用的方法。

固定应在标本离体后尽快进行，小标本可在取材后直接放入固定液内，大标本应在手术结束前或结束后迅速放入固定液内。

固定液与标本的比例不得少于标本体积的 5 倍。有特殊要求者应事先选定相应的固定液，如欲查糖原，应选择无水乙醇作固定液等。

固定的时间应适当，微小标本（如胃黏膜等）2～4 h 即可，大标本应置放 12～24 h，但亦不要过久，以免影响抗原性，造成免疫组化操作中得困难。

（二）常用固定液及其配制

固定液分单纯固定液和混合固定液。

1. 甲　醛

甲醛是无色气体，易溶于水成为甲醛溶液。易挥发，且有强烈刺激气味，常用的是 37%～40%甲醛溶液，商品名为福尔马林（formalin）。用作固定的浓度习惯为 10%福尔马林（即 1 份甲醛溶液加 9 份水配制而成），实际含甲醛 4%。10%福尔马林渗透力强，固定均匀，对组织收缩少。对脂肪、神经及髓鞘、糖等固定效果好，是最常用的固定剂。经福尔马林固定时间长的组织，易产生黑色的沉淀，称福尔马林色素。

2. 乙　醇

无色液体，易溶于水，它除可作为固定剂外，还可作为脱水剂，对组织有硬化作用。固定用一般是 80%～95%浓度，乙醇渗透力较弱，它能溶解脂肪，核蛋白被沉淀后，仍能溶于水，因此核的着色不良。

3. 中性甲醛液（混合固定液）

甲醛（浓）120 mL，加蒸馏水 880 mL，磷酸二氢钠（NaH$_2$PO$_4$·H$_2$O）4 g，磷酸氢二钠（Na$_2$HPO$_4$）13 g。此液固定效果比单纯 10%福尔马林要好。

4. AF 液（混合固定液）

95%乙醇 90 mL，甲醛（浓）10 mL。也有配方是 95%乙醇 85 mL，甲醛（浓）10 mL，冰醋酸 5 mL。此液除有固定作用外，兼有脱水作用，因此，固定后可直接入 95%乙醇脱水。

以上 4 种固定液中，以中性甲醛为首选，其次为 10%福尔马林，乙醇应尽量不用。

三、常规石蜡切片操作

（一）组织洗涤

经过固定的组织一般都要洗涤（washing），其目的是清除组织内外残留的固定剂，以免影响脱水等后续过程。防止有些固定剂在组织中发生沉淀或结晶而影响观察。洗涤时最好是从容器的底部入水，再从容器上面缓慢流出，这样 2 h 即可，若为陈旧标本则需 24 h。

（二）组织脱水

1. 概　念

为保证石蜡有可能进入组织内部，采用适当方法，将已固定和水洗过的组织中的水分彻底驱除的过程称为脱水（dehydration）。脱水剂必须是与水在任何比例均能混合的液体。最常用的脱水剂为乙醇，其他尚有正丁醇和二氧己环以及丙酮等。

2. 浓度与时间

脱水用的乙醇浓度一般从 70%～75%开始，然后依次 80%→95%→100%，即由低浓度逐步到高浓度。脱水的时间与组织大小、厚薄有很大关系。组织厚大，脱水时间要长些；而小薄的组织脱水时间相对的可以短些。组织脱水时间在低浓度乙醇中可以长些（如 70%～80%），而在高浓度乙醇中要短些，这是因为高浓度的乙醇渗透力不强，延长脱水时间无益，相反高浓度乙醇易使组织收缩、变脆，致使以后切片和观察困难。

（三）组织透明

采用既能与脱水剂（如乙醇）混合，并使之被提去（dealcoholisation），又能作为石蜡溶媒的诱导剂，使石蜡真正渗入组织中的过程称为媒介（intermediary）。由于常用的透明剂（如二甲苯）作用之后，其折射指数与组织蛋白折射指数接近，组织显示出半透明状态，因此，通常又称此过程为透明（clearing）。但并非所有媒介过程均使组织透明。

常用的透明剂为二甲苯，它易使组织收缩、变脆，故透明时间不宜长，一般 1.5~2 h，二节（即换 2 次，下同），最好是肉眼观察，见组织呈棕黄色或暗红色透明状（像琥珀样）即可。

（四）组织浸蜡

组织经媒介（透明）处理后，置入熔化的石蜡内浸渍，使石蜡分子浸透入组织中的过程称浸蜡或石蜡渗透（infiltrating）。渗透的过程也可用火棉胶代替石蜡，称为浸胶。但其透明过程应作相应变动。

浸蜡一般分 2~3 节，总共 4~24 h，浸蜡时间过短，蜡没有完全渗入组织中，组织过软，切片困难；浸蜡时间过长，造成组织硬脆，切片也困难。

（五）组织包埋

把浸蜡的组织包在蜡里成块，使之有一定的硬度和韧度，便于在切片机上夹持切片，称之为包埋（embedding）。

（1）注意事项

① 包埋框要比组织块大，这样保证包成的蜡块组织四周都有蜡边。

② 胃、肠、胆囊等组织，应将能看到组织学各个层面的一面作为切面。其他组织应将切面朝下。

③ 包埋蜡冬季用低熔点（56~58 ℃），夏秋季用高熔点蜡（60~62 ℃）。

④ 包埋蜡最好是经多次熔化、沉淀过的蜡，这样的蜡干净、致密，利于切片。

（2）脱水机脱水、透明、浸蜡时间

① 70%乙醇，1 h。

② 80%乙醇，1 h。

③ 95%乙醇Ⅰ，1 h。

④ 95%乙醇Ⅱ，1 h。

⑤ 95%乙醇Ⅲ，1 h。

⑥ 100%乙醇Ⅰ，1 h。

⑦ 100%乙醇Ⅱ，1 h。

⑧ 二甲苯Ⅰ，30 min。

⑨ 二甲苯Ⅱ，1 h。

⑩ 浸蜡Ⅰ，1 h。

⑪ 浸蜡Ⅱ，1 h。

⑫ 浸蜡Ⅲ，2 h 以上。

（3）手工组织脱水、透明、浸蜡时间

① 70%乙醇，1.5 h。

② 80%乙醇，1.5 h。

③ 95%乙醇，从上午下班前进入直到下午上班。

④ 100%乙醇Ⅰ，30 min。

⑤ 100%乙醇Ⅱ，30 min。

⑥ 二甲苯Ⅰ，15 min。

⑦ 二甲苯Ⅱ，30～60 min（肉眼观察透明即可）。

⑧ 浸蜡过液。

手工浸蜡只有一节，故在组织透明后将沾在组织上的二甲苯尽量多去掉（一般是将组织倒在铺有数层滤纸上，再一个个拣回，或将整个脱水篮用力甩几下），再浸蜡。

（六）组织切片

1. 切片过程

把切片刀架上，固定紧，然后将蜡块在切片机固定器上夹紧。先修块，左手转推进器，右手转轮盘，直到把组织全部切出，这时左手松掉推进器而持毛笔，右手旋围轮盘，蜡片切成后，右手用小镊子摄蜡片，左手用毛笔沿刀锋轻轻把蜡片分开，切面朝下把切片放入 50 ℃水中，摊平后用镊子轻轻将连续蜡片分开，再用载玻片捞起，蜡片应捞在玻片的 1/3 处，蜡片厚度一般为 3～5 μm。

2. 注意事项

（1）切片前蜡块要冷冻，这样容易切片，特别在夏秋季一定要冷冻，但不能把刚包埋好的热蜡块冷冻，否则会造成蜡块裂痕，一夹就碎。

（2）写号码用优质碳素墨水或用一边毛砂处理的载玻片时用铅笔写号即可，不需配制蛋白甘油。

（3）如遇难切的蜡片时，可用与蜡块切面差不多大小的薄纸潮湿后贴在蜡块上切片，然后将附有蜡片的一面朝上放入水中漂片。

（4）如遇易脱片组织（如血凝块、脑组织）时，可将载玻片上涂少许蛋白甘油后再捞片或用多聚赖氨酸处理过的玻片。

（5）总是切不出完整的蜡片，或皱缩或卷片，可能是刀不锋利。

（6）切出的蜡片总是皱缩，也可能是切片角度不对，慢慢调试，一旦有最佳磨刀角度和切片角度后不要随意改变。

（7）切片厚薄不匀或空片，可能是刀未固定紧或蜡块未夹紧，也可能是切片机有问题。

（8）烤片时间与温度有关，一般时间宁长勿短，否则会造成脱片。62 ℃、6 h 以上，90 ℃、15 min 以上。

（9）连续切片放入热水漂片时，不要捞取第一、二张蜡片，因为前两张蜡片厚、组织有空洞（镜下可见）。

（10）如遇硬脂酸石蜡处理的蜡块时，切的蜡片不能直接入热水漂片，否则蜡片会散碎而应先入冷水，然后再慢慢加热水。为了不影响切片、特殊染色及免疫组化的效果，目前，不用硬脂酸石蜡来代替二甲苯、石蜡。

（七）HE染色

1. 原　理

HE染色也称苏木精-伊红染色，它是常规染色。

苏木精是一种天然染料，它本身并不能染色，在经氧化后变成苏木红才是真正的染料，苏木对细胞核的亲和力并不强，而在媒染剂的帮助下才能较好显示细胞核，此时细胞核呈红色，只有在碱性环境中，苏木才变成蓝色。

伊红Y是人工全盛染料，它可能是通过渗透或弥散作用完成染色的，因此和组织结合是不牢固的。它对细胞质着色。

2. 染色程序

（1）脱　蜡

① 二甲苯Ⅰ，5～10 min。

② 二四苯Ⅱ，5～10 min。

③ 100%乙醇，1～2 min。

④ 95%乙醇，1～2 min。

⑤ 自来水洗。

（2）染　色

① 苏木精浸染,5 min。

② 自来水洗。

③ 1%盐酸乙醇分化数秒。

④ 自来水洗。

⑤ 蓝化（50 ℃左右温水）数分钟。

⑥ 伊红浸染数秒。

⑦ 自来水洗。

（3）脱水、透明、封片

① 95%乙醇，1 min。

② 100%乙醇Ⅰ，1 min。

③ 100%乙醇Ⅱ，1 min。

④ 100%乙醇Ⅲ，1 min。

⑤ 二甲苯-苯酚液（3：1），1 min。

⑥ 二甲苯Ⅰ，1 min。

⑦ 二甲苯Ⅱ，1 min。

⑧ 滴中性树胶，盖盖玻片。

3. 注意事项

（1）二甲苯脱蜡时间冬季长些，夏季可短些，为防止脱蜡不净影响染色，脱蜡时间宁长勿短。

（2）盐酸乙醇相离分化时间灵活掌握，可以在切片蓝化后镜下观察。

（3）染色后的脱水透明也很重要，若脱水不完全，切会会模糊不清，脱水的乙醇要保持纯度，切片在进入脱水乙醇前尽量把水多去掉。

（4）若用 Harris 苏木精液时，染色前要先用一张纸把液体表面的结晶捞去，否则会污染切片。

（5）在脱水透明时，二甲苯-苯酚的作用有利于透明，此步故也可省去。

（6）HE 染色虽是常规染色，但是要制出一张完美的 HE 切片并不是易事，如两种颜色的深浅与染液的浓度、染液的新旧、染色时间有关，需每位操作者灵活运用。

4. 染色液的配制

（1）Gill 改良苏木精液。

苏木精 2 g，无水乙醇 250 mL，硫酸铝 17.6 g，蒸馏水 750 mL，碘酸钠 0.2 g，冰醋酸 20 mL。先将苏木精溶于无水乙醇，硫酸铝溶于蒸馏水，再将两溶液混合后加碘酸钠，最后加入冰醋酸。此配方为半氧化苏木精液，碘酸钠为氧化剂，硫酸铝为媒染剂，此液不会产生沉淀并很少有氧化膜。

（2）沉淀酸化伊红 Y 乙醇液。

伊红 Y20 g，蒸馏水 500 mL，浓盐酸 10 mL。将伊红 Y 与蒸馏水混合溶解后加入浓盐酸，搅拌，过夜。过滤、滤液不要，用蒸馏水多次冲洗滤纸中的沉淀，然后将沉淀物连同滤纸一起入温箱中干燥，用 95%乙醇 1 000 mL 配成饱和液。使用前取饱和液 1 份，95%乙醇 2～3 份，配成染色液。在用此液染色前最好将切片先在 95%乙醇中过滤一下，以保护染色液。

（3）盐酸乙醇分化液：70%乙醇 99 mL 加浓盐酸 1 mL。

（八）常用特殊染色方法及其应用

虽然 HE 染色能满足绝大部分送检标本常规显微镜下观察的要求，但它并不能解决诊断中的所有问题，尤其涉及病因学、组织发生学及发病机制的研究时更显不足。因此，日常病理工作中还常需用到一些特殊染色技术（简称特染）。虽然现在多数特染已被免疫组织化学技术所代替，但有些特染由于染色所需时间较短，试剂价格相对低廉，在许多基层单位也可开展，因此在常规病理工作中仍有一定的位置和实际应用价值。

（1）结缔组织染色。

① 胶原纤维染色：Masson 三色染色法。

② 网状纤维染色：Gomori 银染色法。

③ 弹力纤维染色：醛品红弹力纤维染色法。

（2）糖类染色。

① 糖原染色：过碘酸-Schiff 染色（PAS）染色法。

② 黏液物质染色：Mowry 阿先蓝-过碘酸雪夫（AB-PAS）染色法。

（3）组织中脂类的显示法：Sudan III 或 IV、II 染色法。

（4）组织中钙质显示法：McGee-Russell 核固红法。

（5）组织中铁质染色法：普鲁士蓝反应法。

（6）神经纤维及髓鞘的染色方法：Holmes 神经纤维染色方法/Weil 髓鞘染色方法。

四、快速石蜡切片操作

（一）应用范围

（1）替代冷冻切片，在没有条件制作冷冻切片的单位，用作术中诊断。

（2）快速诊断：适用于门诊外地患者，1 天可取报告。

（二）切片制作

（1）将送检的各类组织按"《规范》（一）"编号登记、眼观、描述记录后，用大头针和羊皮纸包好，投入配制好的固定液烧杯内 5 ~ 10 min（固定液配制：95%乙醇 85 mL，甲醛 10 mL，冰醋酸 5 mL）。若组织较厚，可在预固定后修薄，重复固定。

（2）无水乙醇、丙酮脱水 3 ~ 5 min。

（3）浸蜡 5 min。

（4）常规石蜡包埋，或封固于预制好的蜡块内。

（5）常规 HE 加温染色。

（三）注意事项

（1）制作快速石蜡切片全过程均加温到 65 ~ 72 ℃ 范围内操作，可用快速组织处理仪或在恒温水浴锅或恒温箱内完成。

（2）替代冷冻切片可随到即做，一般在 30 min 内完成。若成批操作，则可根据标本的数量多少，酌情延长时间。

（3）制作快速石蜡切片，操作人员必须经过一段时间的训练和摸索，在取得一定经验、技术较熟练能保证切片质量后，方可受理对外服务，以把好质量关。

五、冷冻切片操作

冷冻切片的方法是一种最省时最快速的制片方法,主要用于临床手术中的病理诊断上。其原理很简单:冷冻使组织变硬,以代替石蜡做浸蜡。组织中的水分起着浸蜡的作用,用OCT作包埋剂,将组织固定在冷冻头上,在短时间内冷冻好,可以立即在冷冻机上进行切片,不需要经过脱蜡,可随时染色,节省了时间。另外,在冷冻切片的过程中,没有一个步骤使组织接触到任何有机溶剂或其他试剂能溶解或破坏组织中的脂肪、酶以及抗体。因此,冷冻切片也常用于:显示组织中的脂质和中性脂肪,显示酶的活性,神经组织的染色,免疫荧光技术。

冷冻切片种类很多,以前有氯乙烷法、二氧化碳法、半导体冷冻法等。这些方法在使用过程中都存在着一定的难度和不方便,制作出的切片质量也不好,直接影响到诊断。随着医学技术的发展,以上方法已淘汰,现在使用的冷冻切片机(恒冷切片机),从根本上解决了不利于切片的难题。能更快、更方便地切出较好的切片,而且人为的缺陷也少。

冷冻切片目前最广泛应用于临床手术中的病理诊断,手术医生根据病理诊断结果决定手术范围,因此做出一些高质量的冷冻切片至关重要。冷冻切片操作程序:

(1)冷冻切片机要始终处于运行状态,即使在不做冷冻切片时也要开着制冷,不能时开时关,以免影响机器寿命。

(2)手术取下的新鲜组织不要固定,因固定过的组织不利于切片,而且还会影响染色。

(3)用OCT做包埋剂,起到支撑的作用。先将OCT标在固定头上再将组织放在OCT上,OCT不要太多,以免流到固定头外,组织表面露在OCT外。

(4)外固定头放在冷冻机内的速冷台上,在-25 ℃左右,冻10 min,视组织不同而时间略有差异,组织较大或脂肪组织时间可长一些,一般情况下10 min左右即可。如果冷冻不足,则切片可呈粥糜状或难以切下;如果冷冻过分,则切片呈碎屑状或切片上呈条痕状,都得不到良好的切片。

(5)高速刀的角度,固定好,切片刀要锋利。

(6)把冻好的冻头夹到切片机上,用精调修平组织,使其暴露最大切面,将微调刻度调在5 μm,放下抗卷板开始切片,得到满意切片后,打开抗卷板,将组织贴在载玻片上,载玻片要放平。动作要稳,一次完成,这样才能将切片完整的贴在载玻片上。

(7)切片晾干后用95%乙醇固定10 s,水洗后进行常规染色。

(8)冷冻切片完成后取下冻组织,固定后做常规切片。将冷冻机内的组织碎屑清扫干净,定期打开紫外线消毒。

六、免疫组化技术

免疫组化是应用抗原与抗体特异性结合的原理,对组织或细胞内的抗原或抗体物质定性、定位的新型组织学技术。这种方法特异性强、敏感度高,近年来发展迅速、应用广泛。不仅用于许多基本理论的研究,而且也用于疾病的早期诊断等临床实践。

（一）常用免疫组化方法及原理

（1）直接法：即标记抗体与样品中的抗原直接结合，这种方法操作简便，但灵敏度不好。其中标记抗体是由分离提取动物的某种蛋白质，作为抗原注入另一种动物体内，后者即产生相应的特异性抗体。从被免疫动物的血清中提取出此种抗体（一抗）并以荧光素、酶或铁蛋白等标记。目前酶标抗体较常用，一般用辣根过氧化酶（HRP），它的底物是二氨基联苯胺（DAB）和双氧水。HRP 使 DAB 氧化成核黄色沉淀，经苏木素复染、脱水、透明、封固后于光镜下观察。

（2）ABC 法：即预先按一定比例将亲和酶标生物素结合在一起，形成亲和素-生物素过氧化物酶复合物（简称 ABC）。通过此复合物中的亲和素与生物素化抗体-抗原相连接，最终形成一种晶格样结构的复合体，其中罗织了大量酶分子，从而大大提高了检测抗原的灵敏度，余同直接法。现已有配制现成的 ABC 药盒商品供应，操作简便实用。

（3）PAP 法：本法的主要特点是提前将过氧化物酶与抗酶抗体制成复合物，其借助于第二抗体与第一抗体连接起来，从而将酶引到抗原上，经酶组织化学反应，即可形成有色终产物。

（二）免疫组化的应用

免疫组化方法可用于检测肿瘤的相关抗原和抗体，进行肿瘤的诊断和分型。用检测细胞表面分子的免疫细胞化学技术进行淋巴、造血系统肿瘤、恶性黑色素瘤和神经系恶性肿瘤的诊断和免疫治疗，以及软组织肿瘤的鉴别诊断等。

应用免疫组化可对肿瘤内各种激素受体和生长因子进行定位、定量分析，可判定肿瘤患者的预后、治疗以及生存期的长短，还可利用该技术对癌基因、抑癌基因等进行检测，为肿瘤诊断提供可靠依据。

此项技术也用于自身免疫性疾病的检查，微生物和寄生虫的鉴定，不正常激素的产生等。

七、PCR 技术

PCR 技术或称聚合酶链反应，这是一种模拟 DNA 复制的体外扩增法。通过试管内反应使极少量的 DNA 或 RNA 样品中的特定基因片段，在短短几个小时内扩增上百万倍。扩增 DNA 片段的长度及特异性是由两个寡聚核苷酸引物的序列决定的。此技术具有准确、灵敏、快速、简便、检查对象广泛等特点。自 1985 年首次提出以来，已广泛用于医学和分子生物学等研究领域。

（一）PCR 原理

PCR 技术主要依赖于两个特异的寡聚核苷酸引物（根据检测目的而制备）。这两个引物用于靶 DNA 顺序的两侧并分别和相对的 DNA 股互补。PCR 的原理及步骤如下：

（1）DNA 热变性：即加热使靶 DNA 双链解离成单链。

（2）引物螯合：当温度降低时，两个引物分别螯合到两条靶 DNA 的 3'末端。

（3）引物延伸：在 DNA 聚合酶（TaqDNA 聚合酶）催化下，引物沿着靶 DNA 链的 3'末端向 5'侧延伸。以上 3 个步骤构成一个 PCR 循环。经过一个循环，靶 DNA 顺序在理论上增加一倍。新合成的 DNA 链在变性解离后又可作为模板与引物螯合，并延伸形成新的 DNA 链。在经过几次这样的循环后，理论上特异 DNA 顺序可增加到原来的 $2n$ 倍，从而使靶核苷酸片段扩增到可检测的水平。

（二）PCR 操作程序

按下列顺序在无菌 0.5 μL 微离心管中依次加入：无菌去离子蒸馏水 30 μL。10 倍 PCR 扩增缓冲液 10 μL。混合的 4 种 dNTPS（每种 dNTP 的浓度为 1.25 mmd/L）16 μL。引物 1（溶于 5 μL 去离子水）。引物 2（溶于 5 μL 去离子水）。模板 DNA（依含靶序列浓度不同而变化）。补加去离子水至终体积为 100 μL。（10 倍 PCR 扩增缓冲液：500 mmd/L；100 mmd/L；Tris -HCl PH8.3，室温，15 mmd/LMgCl$_2$，0.1%的明胶）。混合后，以 8 000 r/min 离心 10 s。94 ℃ 加热 5 min 使 DNA 完全变性，随后立即加入 0.5 μL TaqDNA 聚合酶 4~5 μL，充分混合后，石蜡油液面封闭，以防水分蒸发。

DNA 的扩增可在 PCR 循环仪中自动进行，PCR 扩增效果的检查可取出部分扩增后的 DNA 进行电泳，Southern EP 迹分析，确定 DNA 的量及纯度。还可以进一步对复制的 DNA 作序列分析等。

（三）PCR 的应用

（1）遗传病的基因诊断：如基因缺失、基因点突变、多态性位点的检测。

（2）某些具有特异基因结构的癌细胞的检测：如人类慢性粒细胞白血病，急性非淋巴性白血病，滤泡及非滤泡淋巴瘤等诊断。

（3）传染性疾病的检测：如检测乙型肝炎患者血清中乙型肝炎病毒（HBV）。利用该技术还可查出丙型肝炎病毒、结核杆菌、巨细胞病毒、梅毒螺旋体、淋病双球菌、人乳头瘤病毒等，以达到对以上病原体所引起疾病的诊断。

（4）在医学上的其他应用：如进行器官移植时的组织配型，父权认定，以及刑事案件提供重要的线索和证据。

附录一　临床参考值

1. 临床检查参考值

成人心脏：男性 300 g，女性 250 g。

2. 临床检查参考值

白细胞（WBC）计数及分类：

成人：（4～10）×10^9/L（4 000～10 000/μL）

儿童：（5～12）×10^9/L（5 000～12 000/μL）

中性粒细胞（N）：0.50～0.70（50%～70%）

嗜酸性粒细胞（E）：0.005～0.05（0.5%～5%）

淋巴细胞（L）：0.20～0.40（20%～40%）

单核细胞（M）：0.03～0.08（3%～8%）

红细胞（RBC）计数：

男性 4.0～5.5×10^{12}/L（400～550 万/μL）

女性 3.5～5.0×10^{12}/L（350～500 万/μL）

血红蛋白（Hb）：

男性 120～160 g/L（12～16 g/dL）

女性 110～150 g/L（11～15 g/dL）

3. 临床检查参考值

体温（T）：36.3～37.3 ℃

血压（BP）：

收缩压≤18.6 kPa（140 mmHg）

舒张压≤12 kPa（90 mmHg）

心率（P）：60～100 次/分

呼吸频率（R）：16～20 次/分

4. 临床检查参考值

动脉血氧分压（Pa O_2）：12.7～13.3 kPa（95～100 mmHg）

动脉血二氧化碳分压（Pa CO_2）：4.7～6.0 kPa（34～45 mmHg）

5. 临床检查参考值

血清总蛋白：60～80 g/L（6～8 g/dL）

白蛋白：40～55 g/L（4～4.5 g/dL）

球蛋白：20～30 g/L（2～3 g/dL）

白蛋白/球蛋白比值：（1.5～2.5）：1

谷丙转氨酶（Reitman 法）：40 Kμ

6. 临床检查参考值

2 h 酚红排泄总量：＞55%

血非蛋白氮：14.3～25.0 mmol/L（20～35 mg/dL）

红细胞沉降率（Westergren 法）：男性≤10 mm/h，女性≤15 mm/h

附录二　正常器官的重量和大小

成人正常器官的重量和大小的平均值:

1. 脑

男性: 1 300 ~ 1 500 g

女性: 1 100 ~ 1 300 g

2. 脊　髓

长: 40 ~ 50 cm

重: 25 ~ 27 g

3. 心　脏

男性: 250 ~ 270 g

女性: 240 ~ 260 g

左右心房壁厚度: 0.1 ~ 0.2 cm

左心室厚度: 0.9 ~ 1.0 cm

右心室厚度: 0.3 ~ 0.4 cm

三尖瓣周径: 11 cm

肺 A 瓣周径: 8.5 cm

二尖瓣周径: 10 cm

主 A 瓣周径: 7.5 cm

4. 肺　脏

左肺重: 325 ~ 450 g, 右肺重: 375 ~ 550 g

5. 主 A

升部周径: 7.5 cm

胸主 A 周径: 4.5 ~ 6 cm

腹主 A 周径: 3.5 ~ 4.5 cm

6. 肝　脏

重量: 1 300 ~ 1 500 g

大小: (25 ~ 30) × (19 ~ 21) × (6 ~ 9) m^3

7. 脾　脏

重量：140～180 g

大小：（3～4）×（8～9）×（12～14）cm

8. 肾　脏

重量：（一侧）120～140 g

大小：（3～4）×（5～6）×（11～12）cm^3

皮质厚：0.6～0.7 cm

9. 胰　腺

重量：90～120 g

大小：3.8×5×18 cm

10. 甲状腺

重量：30～70 g

大小：（1.5～2.5）×（3～4）×（5～7）cm

11. 肾上腺

重量：5～6 g

附录三 病理学实习病例讨论方法

首先，浏览有关病理学实习病例资料，勾画重点、难点，掌握概要。

其次，归纳要点如下：

（1）临床特点：以机体各系统为单位，归纳小结有关病变（症状、体征、临床化验指标等）。按病情发生、发展排序，着重分析重要系统主要病变。

（2）尸检资料：结合临床，归纳尸解各器官主次病变，考虑死因。

（3）死因分析：综合临床、尸解资料，结合死亡报告，提出死因。

然后，依据上述，作出诊断。

最后，对该病例各病变的病因、发病、各病变间相互联系进行深入分析，作出可信解释。对于不支持或可疑处，再进一步实行课堂讨论，或请教老师答疑。

附彩图

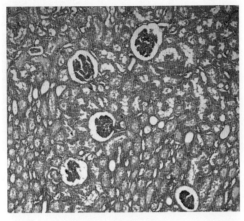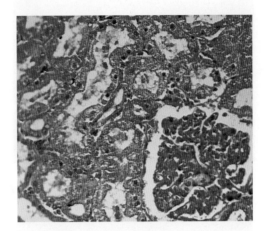

AAI01

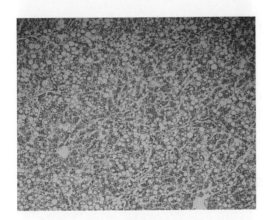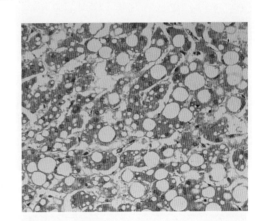

AAI02

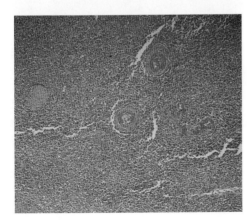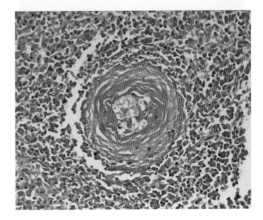

AAI03

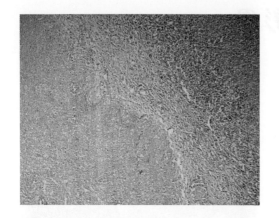 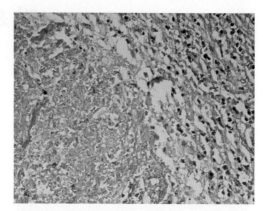

AAI04

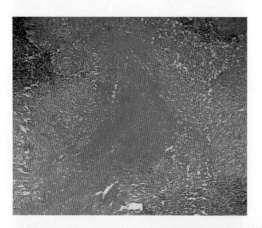 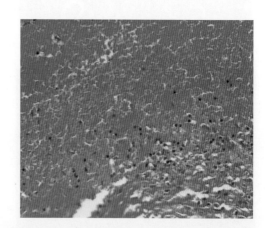

AAI05

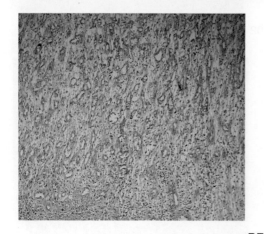 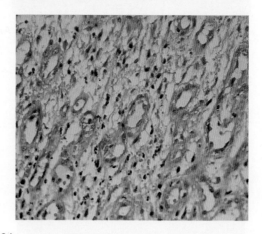

REP01

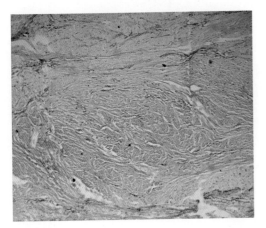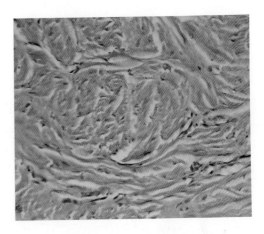

REP02

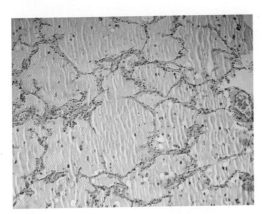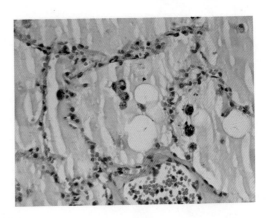

BCD01

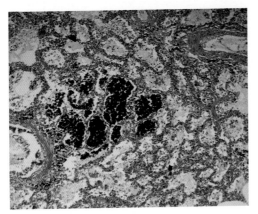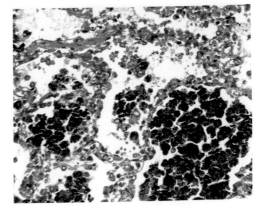

BCD02

175

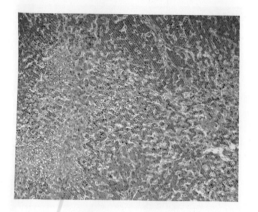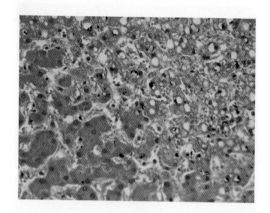

BCD03

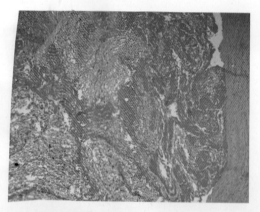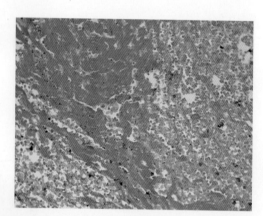

BCD04

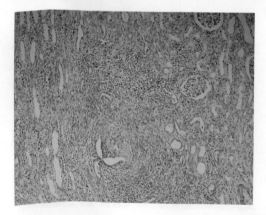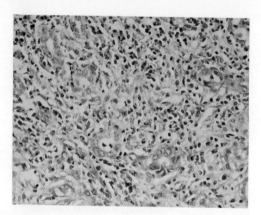

INF01

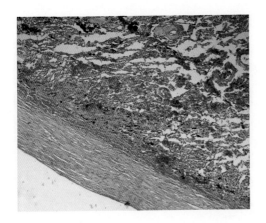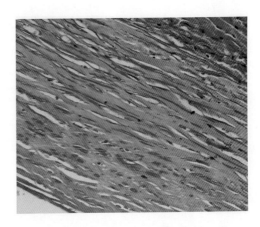

INF02

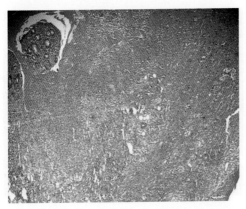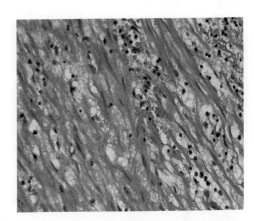

INF03

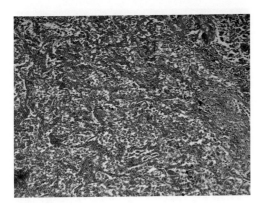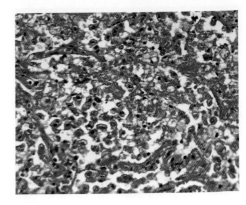

INF04

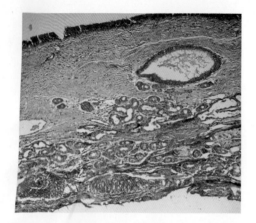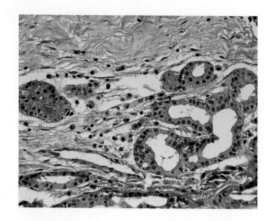

INF05

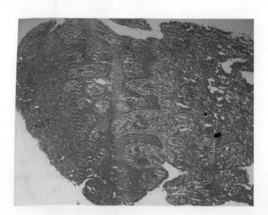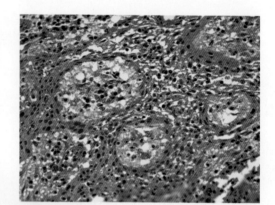

INF06

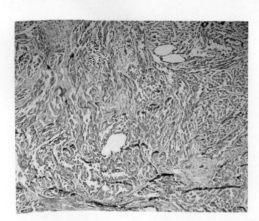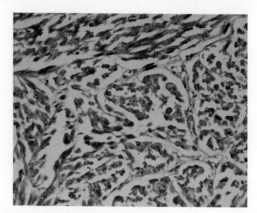

TUM01

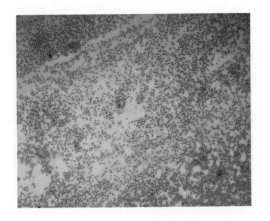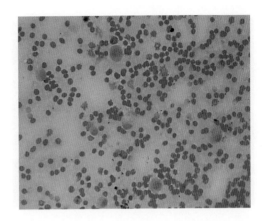

TUM02

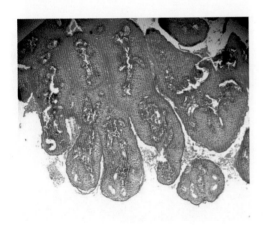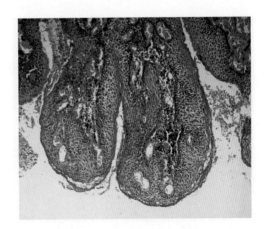

TUM03

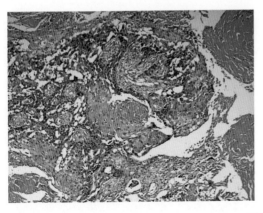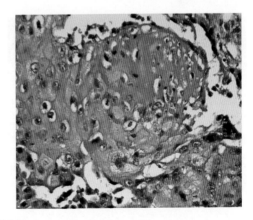

TUM04

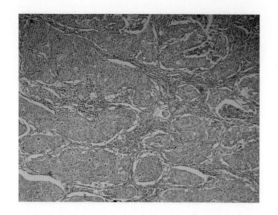
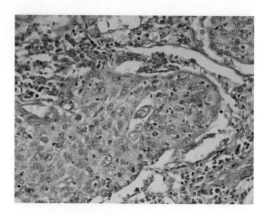

TUM05

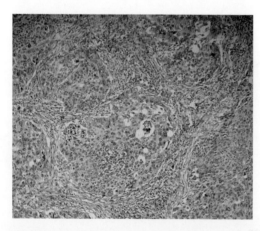
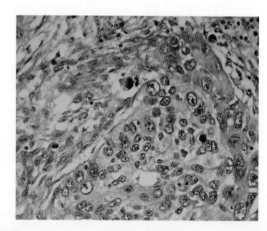

TUM06

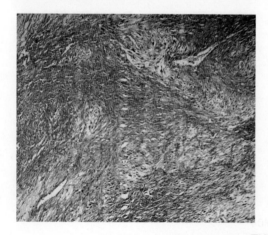
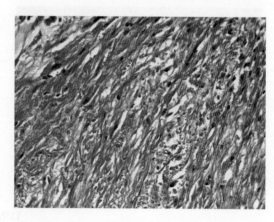

TUM07

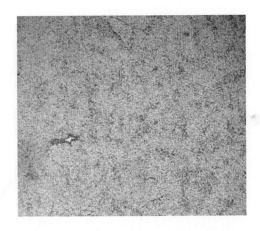 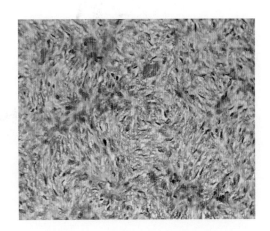

TUM08

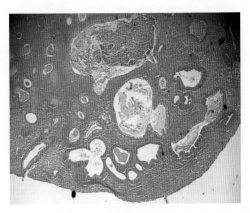 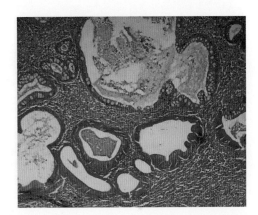

TUM09

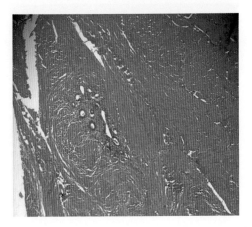 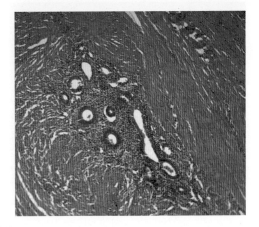

TUM10

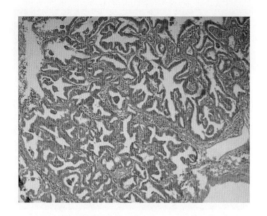
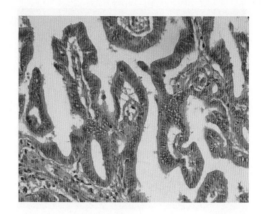

TUM11

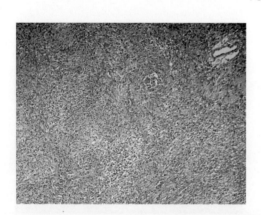
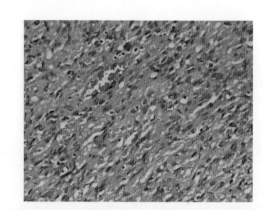

TUM12

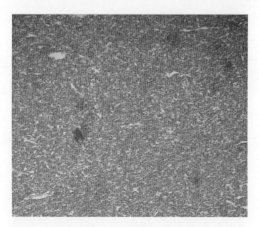
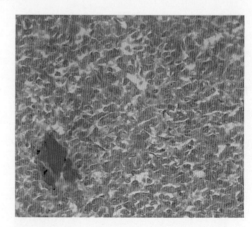

TUM13

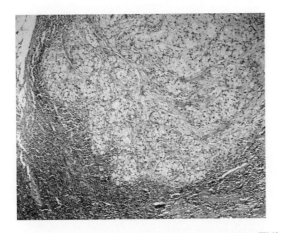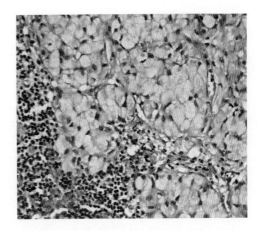

TUM14

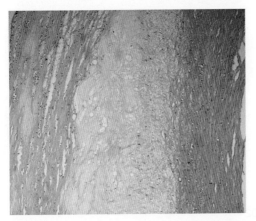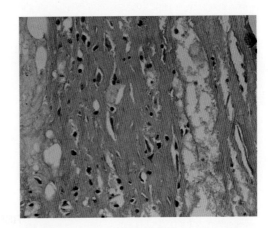

CSD01

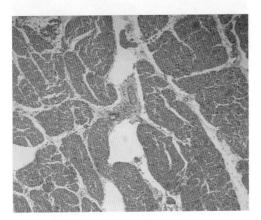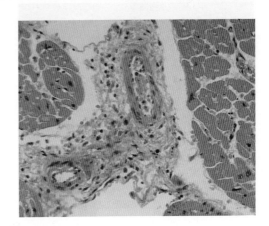

CSD02

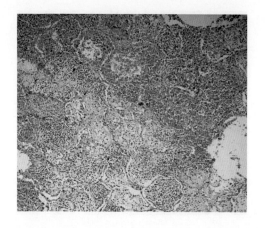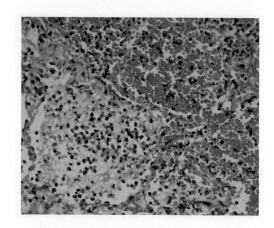

RSD01

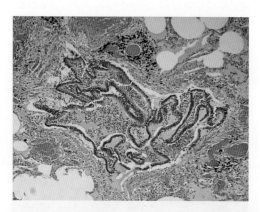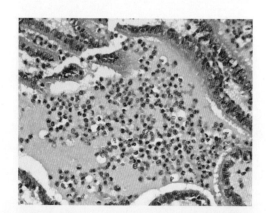

RSD02

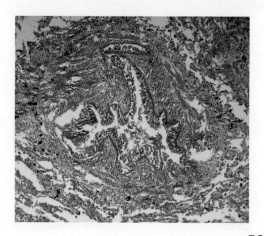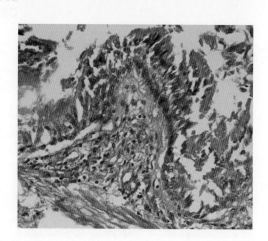

RSD03

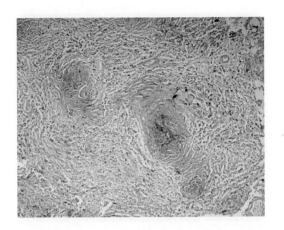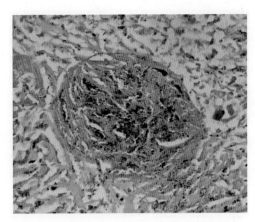

RSD04

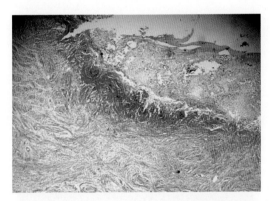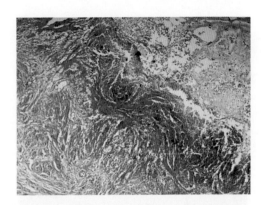

DSD01

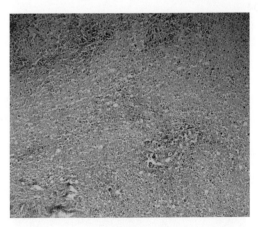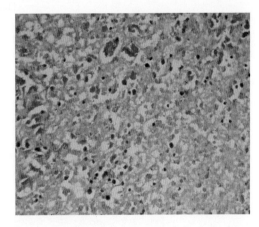

DSD02

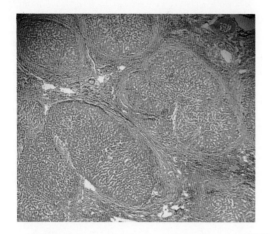
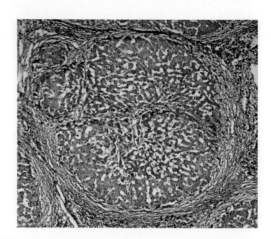

DSD03

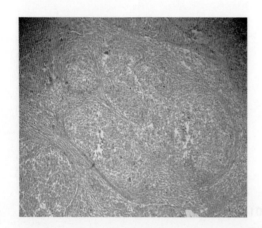
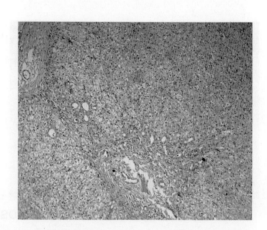

DSD04

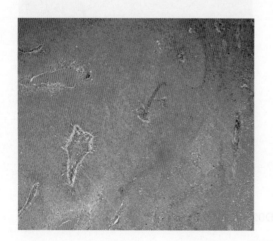
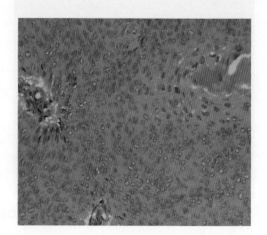

DSD05

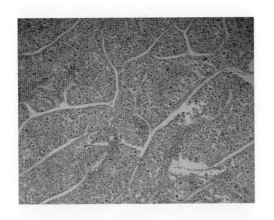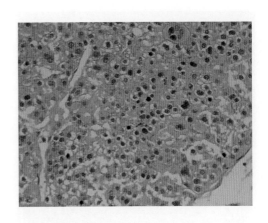

DSD06

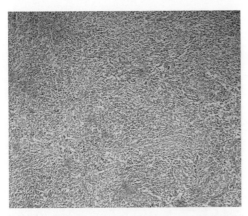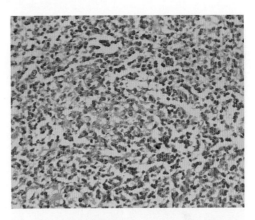

LSD01

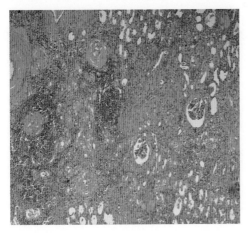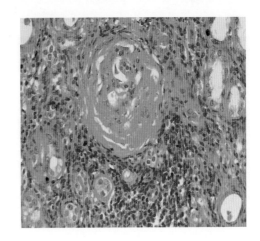

USD01

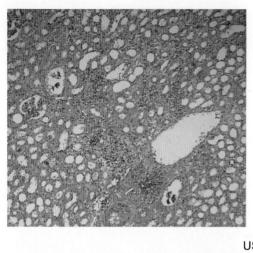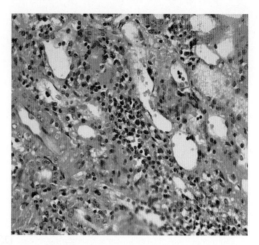

USD02

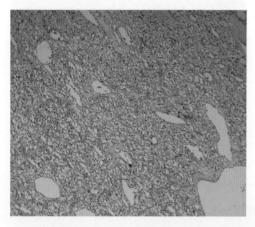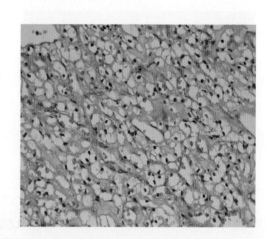

USD03

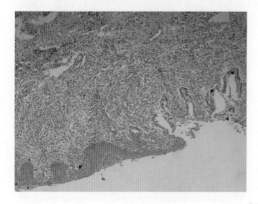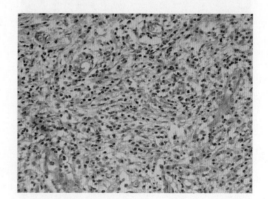

GSD01

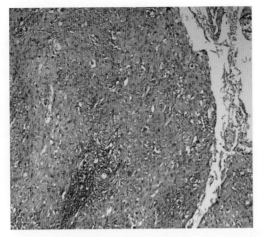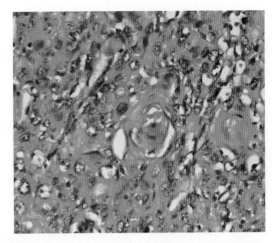

GSD02

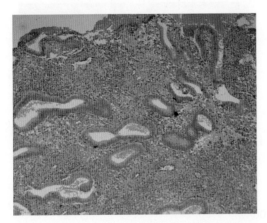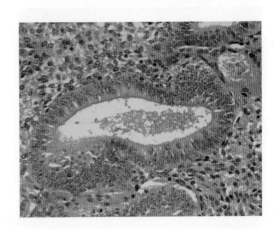

GSD03

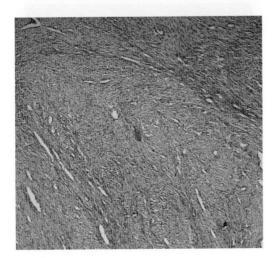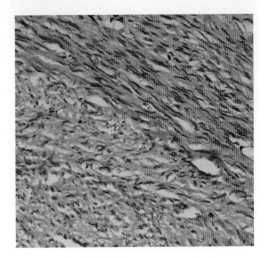

GSD04

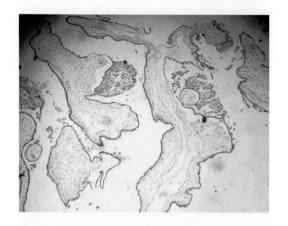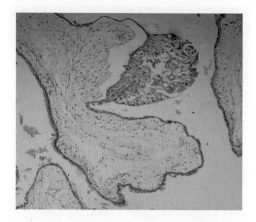

GSD05

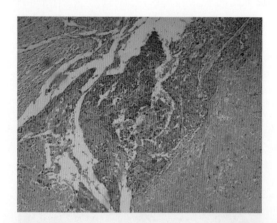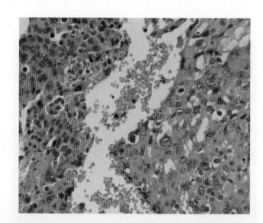

GSD06

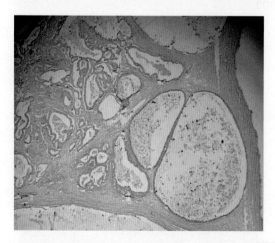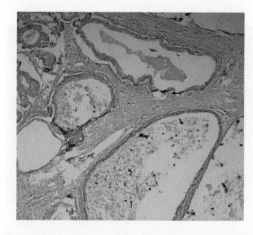

GSD07

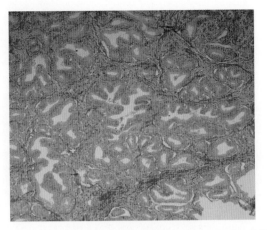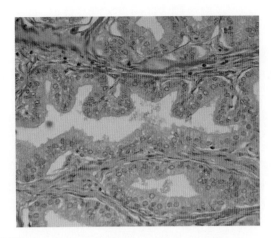

GSD08

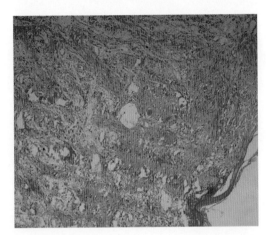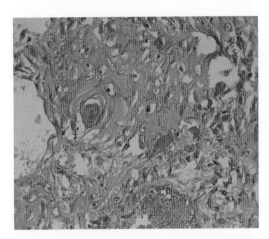

GSD09

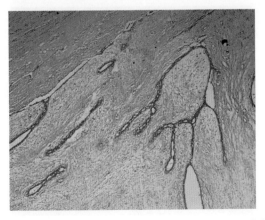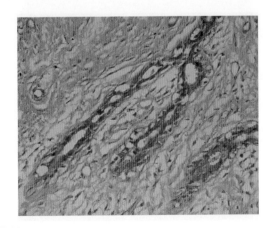

GSD10

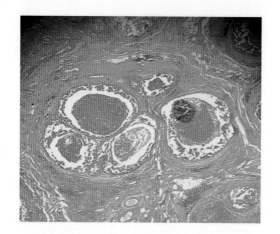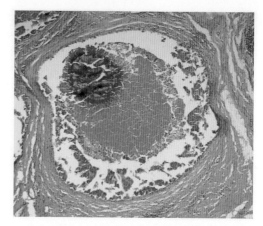

GSD11

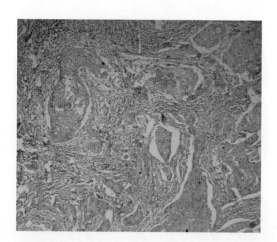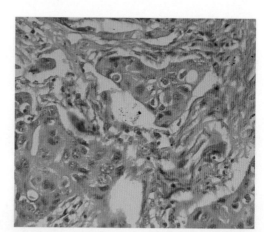

GSD12

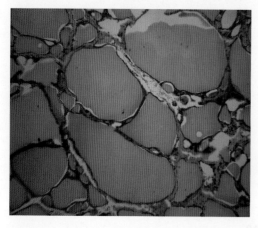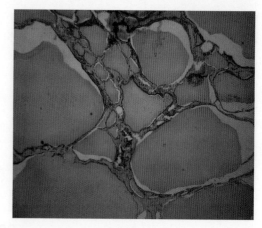

ESD01

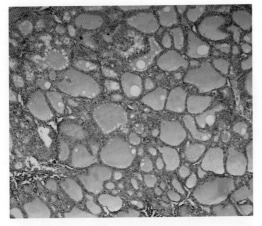 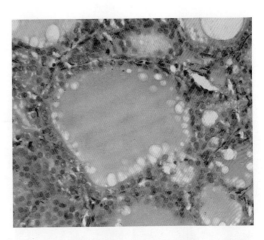

ESD02

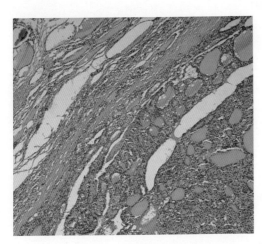 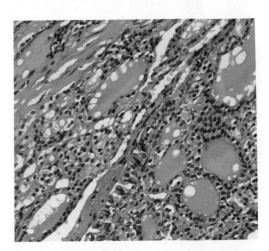

ESD03

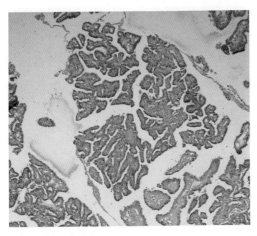 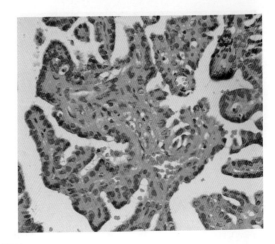

ESD04

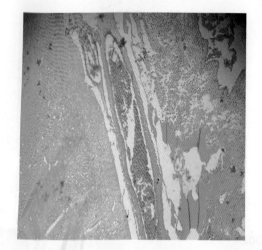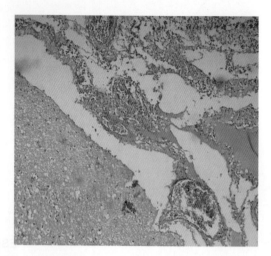

NSD01

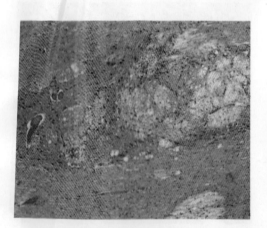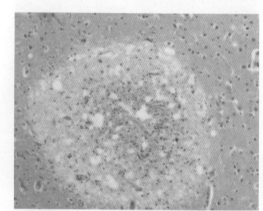

NSD02

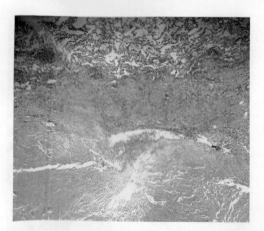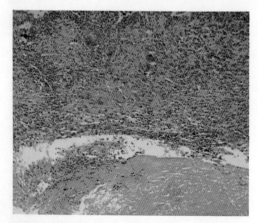

IFD01

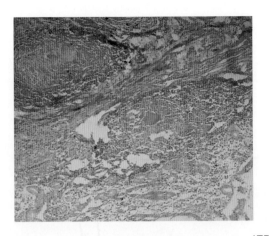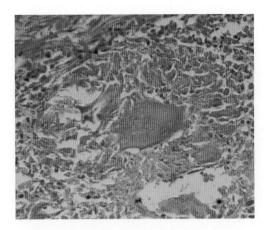

IFD02

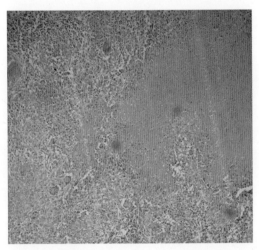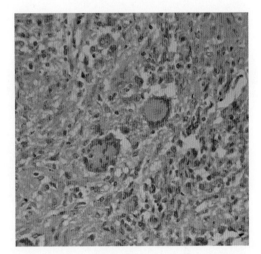

IFD03

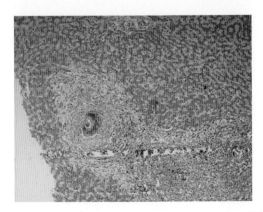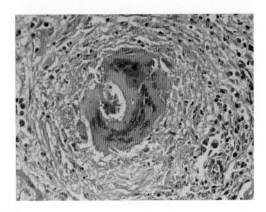

PAR01